现代药学生物技术综合实验教程

王红胜　主编

Comprehensive Experiment of
Modern Pharmaceutical Biotechnology

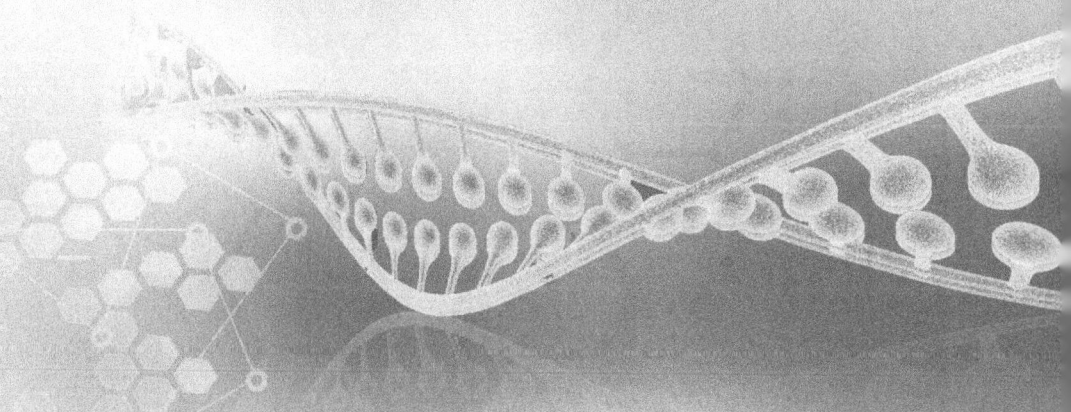

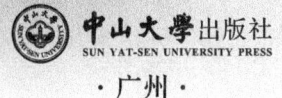

中山大学出版社

·广州·

版权所有　翻印必究

图书在版编目（CIP）数据

现代药学生物技术综合实验教程／王红胜主编． -- 广州：中山大学出版社，2024．12． -- ISBN 978-7-306-08253-4

Ⅰ．R9-33

中国国家版本馆CIP数据核字第20240PF946号

XIANDAI YAOXUE SHENGWU JISHU ZONGHE SHIYAN JIAOCHENG

出 版 人：	王天琪
策划编辑：	谢贞静
责任编辑：	罗永梅
封面设计：	曾　斌
责任校对：	黎海燕
责任技编：	靳晓虹
出版发行：	中山大学出版社
电　　话：	编辑部 020-84111997，84110283，84113349
	发行部 020-84111998，84111981，84111160
地　　址：	广州市新港西路135号
邮　　编：	510275　　　传　真：020-84036565
网　　址：	http://www.zsup.com.cn　E-mail:zdcbs@mail.sysu.edu.cn
印 刷 者：	广东虎彩云印刷有限公司
规　　格：	787mm×1092mm　1/16　7.25印张　129千字
版次印次：	2024年12月第1版　2024年12月第1次印刷
定　　价：	32.00元

如发现本书因印装质量影响阅读，请与出版社发行部联系调换

本书编委会

主　编　王红胜
副主编　黎婕昕　吴琳娜　周嘉旺
编　委　何嘉欣　田依凡　谢国友
　　　　　　杨先远　张海生　钟　科

前言

为适应药学发展及培养高素质人才的需求，中山大学药学院自 2009 年开始为本科生开设"现代药学生物技术综合大实验"课程，深受历届本科生欢迎。本课程通过对本科生进行生物技术制药相关实验技能的系统训练，夯实学生基本实验技能，增强其创新意识，并使学生熟练掌握生物技术药物基本设计、制备、纯化及评价等方法和技能，为进一步学习和工作打下良好基础。

现代药学生物技术综合大实验课程是一门集药学分子生物学、细胞生物学、微生物学、免疫学及生物技术制药等理论课程于一体的综合性药学本科实验教学课程。本书根据学科间的内在联系，把按学科分类设置的各门实验课程进行重组、交叉、融会、整合，以技能掌握为主线，以综合实践能力培养为目标。具体地，本书以增强型绿色荧光蛋白（enhanced green fluorescent protein，EGFP）为例，从基因工程、蛋白纯化及特异性抗体的制备与效价测定三项内容出发，系统阐述了利用现代生物技术手段获得蛋白药物并对其进行评价的方法和技术。本书可作为高校生物类、药学类及医学类专业实验教学的指导教材，具有可行性、实用性和通用性，希望能给更多的高校教师、学生带来更大的益处。

编者
2024 年 4 月 15 日

总 则

实验目的与要求

（1）通过实验验证理论，学生的理论知识得到巩固和深化。
（2）通过亲自动手操作，学生得到全面的基本操作技术的训练。
（3）培养学生独立操作、独立思考、分析问题及解决问题的能力。
（4）培养学生严谨、科学的工作态度和作风，培养创新能力和科研能力。

实验室学生守则

（1）实验前必须认真预习实验内容，明确本次实验的目的和要求，掌握实验原理，写好实验预习报告。
（2）进入实验室应穿实验服，离开实验室时将其脱下，反折放回原处；不必要的物品不得带入实验室，必须带入的书籍和文具等应放在指定的非操作区，以免受到污染。
（3）实验室内严禁吸烟、饮水和进食，实验时自觉遵守实验室纪律，保持室内安静，不得大声说笑。
（4）严禁用嘴吸移液管和虹吸管。易燃液体不得接近明火和电炉。凡产生烟雾、有害气体和不良气味的实验，应在通风条件下进行。
（5）实验时认真如实地进行实验记录，实验完毕及时整理数据，按时上交实验报告。
（6）实验过程中发生差错或意外事故时，应立即报告老师进行正确的处理，禁止隐瞒或私自不按规定处理。
（7）爱护实验室内仪器设备，严格按操作规则使用。节约使用实验材料。若不慎损坏器材等，应主动报告老师进行处理。
（8）实验废弃物的处理要严格执行生物安全管理规定，不得随意将含微生物的培养液直接倒入水池，严禁将生物垃圾混入普通生活垃圾。
（9）实验完毕，应物归原处并整理清洁桌面，值日生要认真做好实验室的卫生清洁工作。

目　录

实验一　质粒 DNA 的提取及鉴定 ………………………………………… 1
　　实验目的 ……………………………………………………………………… 1
　　实验原理 ……………………………………………………………………… 1
　　实验设备 ……………………………………………………………………… 3
　　实验材料与试剂 ……………………………………………………………… 3
　　实验步骤 ……………………………………………………………………… 5
　　实验结果与分析 ……………………………………………………………… 7
　　注意事项 ……………………………………………………………………… 7
　　思考题 ………………………………………………………………………… 8

实验二　目的基因片段的聚合酶链反应扩增与回收 ……………………… 9
　　实验目的 ……………………………………………………………………… 9
　　实验原理 ……………………………………………………………………… 9
　　实验设备 ……………………………………………………………………… 10
　　实验材料与试剂 ……………………………………………………………… 11
　　实验步骤 ……………………………………………………………………… 11
　　实验结果与分析 ……………………………………………………………… 13
　　注意事项 ……………………………………………………………………… 13
　　思考题 ………………………………………………………………………… 13

实验三　构建 EGFP 重组质粒 ……………………………………………… 15
　　实验目的 ……………………………………………………………………… 15
　　实验原理 ……………………………………………………………………… 15
　　实验设备 ……………………………………………………………………… 18
　　实验材料与试剂 ……………………………………………………………… 18
　　实验步骤 ……………………………………………………………………… 18

实验结果与分析 …………………………………………………… 20
　　常见问题与对策 …………………………………………………… 20
　　注意事项 …………………………………………………………… 20
　　思考题 ……………………………………………………………… 21

实验四　阳性克隆的筛选与鉴定 ……………………………………… 22
　　实验目的 …………………………………………………………… 22
　　实验原理 …………………………………………………………… 22
　　实验设备 …………………………………………………………… 24
　　实验材料与试剂 …………………………………………………… 24
　　实验步骤 …………………………………………………………… 25
　　实验结果与分析 …………………………………………………… 28
　　注意事项 …………………………………………………………… 29
　　思考题 ……………………………………………………………… 29

实验五　异丙基-β-D-硫代半乳糖苷诱导 EGFP 蛋白表达 …………… 30
　　实验目的 …………………………………………………………… 30
　　实验原理 …………………………………………………………… 30
　　实验设备 …………………………………………………………… 31
　　实验材料与试剂 …………………………………………………… 32
　　实验步骤 …………………………………………………………… 32
　　实验结果与分析 …………………………………………………… 34
　　注意事项 …………………………………………………………… 34
　　思考题 ……………………………………………………………… 35

实验六　十二烷基硫酸钠聚丙烯酰胺凝胶电泳 ……………………… 36
　　实验目的 …………………………………………………………… 36
　　实验原理 …………………………………………………………… 36
　　实验设备 …………………………………………………………… 39
　　实验材料与试剂 …………………………………………………… 39
　　实验步骤 …………………………………………………………… 40
　　实验结果与分析 …………………………………………………… 42
　　注意事项 …………………………………………………………… 42

常见问题与对策 ………………………………………………… 43
　　思考题 …………………………………………………………… 44

实验七　重组蛋白的分离与纯化 ………………………………… 45
　　实验目的 ………………………………………………………… 45
　　实验原理 ………………………………………………………… 45
　　实验设备 ………………………………………………………… 47
　　实验材料与试剂 ………………………………………………… 47
　　实验步骤 ………………………………………………………… 48
　　实验结果与分析 ………………………………………………… 52
　　注意事项 ………………………………………………………… 52
　　思考题 …………………………………………………………… 53

实验八　多克隆抗体的制备 ……………………………………… 54
　　实验目的 ………………………………………………………… 54
　　实验原理 ………………………………………………………… 54
　　实验材料与试剂 ………………………………………………… 57
　　实验步骤 ………………………………………………………… 57
　　实验结果与分析 ………………………………………………… 60
　　注意事项 ………………………………………………………… 60
　　常见问题与对策 ………………………………………………… 60
　　思考题 …………………………………………………………… 61

实验九　ELISA 间接法测定抗体效价 …………………………… 62
　　实验目的 ………………………………………………………… 62
　　实验原理 ………………………………………………………… 62
　　实验设备 ………………………………………………………… 64
　　实验材料与试剂 ………………………………………………… 64
　　实验步骤 ………………………………………………………… 65
　　实验结果与分析 ………………………………………………… 67
　　注意事项 ………………………………………………………… 67
　　常见问题与对策 ………………………………………………… 68
　　思考题 …………………………………………………………… 68

实验十　蛋白质印迹法检测抗体特异性 …… 69

　　实验目的 …… 69

　　实验原理 …… 69

　　实验设备 …… 74

　　实验材料与试剂 …… 74

　　实验步骤 …… 74

　　实验结果与分析 …… 76

　　注意事项 …… 77

　　常见问题与对策 …… 77

　　思考题 …… 78

附录一　常用缓冲液与试剂的配制 …… 79

附录二　常用储存液的配制 …… 89

附录三　细菌培养基、抗生素的配制 …… 94

附录四　常见载体图谱 …… 97

实验一　质粒 DNA 的提取及鉴定

实验目的

（1）掌握细菌接种、培养和冻存技术。
（2）掌握碱裂解法小量提取质粒 DNA 的原理和方法。
（3）掌握琼脂糖凝胶电泳检测质粒 DNA 的方法。

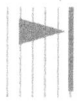

实验原理

1. 细菌培养概述

细菌培养是一种用人工方法使细菌生长繁殖的技术，根据细菌种类和培养目的等不同，需要选择合适的培养方法、培养基及培养条件（包括温度、pH、时间、是否需氧等）。培养基是由不同营养物质组合配制而成的营养基质，提供微生物生长繁殖和合成代谢所需要的营养物质。其主要组成通常包括牛肉汤、蛋白胨、氯化钠、葡萄糖、血液，以及某些细菌所需的特殊物质。培养基的主要作用包括分离和培养细菌、保存菌种、鉴定细菌、生产菌苗或抗生素、进行细菌生理学研究等。培养基制备过程包括成分调配、溶解、pH 校正、过滤澄清、分装、灭菌、质量检查和保存。LB（Luria-Bertani）培养基为细菌培养常用培养基。

细菌培养一般先将细菌做分离培养，即先将细菌样本通过涂抹法、划线法等方式接种于固体培养基上，细菌在合适培养条件下生长并形成菌落，随后再对单个菌落进行细菌形态、生化及血清学反应等鉴定。常用的细菌接种方法包括斜面接种法、穿刺接种法、液体接种法、平板接种法等，其中平板接种法最常用，其又可细分为连续划线法、分区划线分离法、涂布法等。需要注意的是，由于细菌在自然界中无处不在，因此整个细菌培养过程必须严格执行无菌操作，否则外界细菌污染标本会导致错误结果；而培养的致病菌一旦污染环境，则可能引起交叉感染。

2. 细菌质粒 DNA 的提取

环状 DNA 分子具有相对分子质量小、易于复性的特点。根据拓扑学上的差异来分离共价闭合环状质粒 DNA 与线性染色体 DNA 是碱裂解法提取质粒的基础。在 pH 为 12.0～12.6 的碱性环境中，十二烷基硫酸钠（sodium dodecylsulfate，SDS）可使细菌的细胞壁与细胞膜破裂，释放出其染色体 DNA、RNA 及质粒 DNA。此时，所有双链 DNA 解聚成单链，而质粒 DNA 超螺旋共价闭合环状结构的两条互补链不完全分离。当 pH 恢复至中性时，在高盐浓度下，大分子量的染色体 DNA 仅部分复性，并形成不溶性的网状结构，与细胞碎片、部分蛋白质和不稳定的大分子量 RNA 一起，可通过离心除去。而环状质粒 DNA 的两条互补链仍结合在一起并迅速复性，离心后则溶解于上清水溶液中，从而达到初步分离的目的。

市面上的商用 DNA 提取试剂盒多采用改进的 SDS－碱裂解法，并辅以含硅基质膜的离心吸附柱用于吸附质粒 DNA。裂解细胞后，含质粒 DNA 的细菌裂解物可在高盐、低 pH 状态下选择性地结合至硅基质膜，通过漂洗液将硅基质膜上的杂质、其他细菌成分等去除，最后以低盐、高 pH 的洗脱缓冲液（elution buffer，EB）将纯净质粒 DNA 从硅基质膜上洗脱，从而获得质粒 DNA。

3. 琼脂糖凝胶电泳

电泳是分离和纯化 DNA 片段的常用技术。DNA 分子在琼脂糖凝胶中泳动时具有电荷效应和分子筛效应。DNA 分子是一种两性电解质，在 pH 高于其等电点的溶液中带负电荷，因此在电场中会向正极移动。由于 DNA 双螺旋结构的糖－磷酸骨架存在重复性，相同长度的 DNA 片段几乎带有等量的净电荷；而不同长度的 DNA 片段就会表现出不同的迁移率，即相对分子质量越大，迁移率越低，据此可进行 DNA 的分离。该过程可以结合示踪染料及相对分子质量标准参照物，与样品同时进行电泳而实现 DNA 分子的检测。

除了不同相对分子质量的 DNA 分子可以通过凝胶电泳分离，相对分子质量相同但构型不同的 DNA 分子也可以通过凝胶电泳进行鉴别。在质粒 DNA 分离提取过程中，由于各种因素的影响，超螺旋的共价闭合环状质粒 DNA 的一条链可能会断裂，变成开环 DNA（open circle DNA）；若两条短链发生断裂，则转变为线状 DNA（linear DNA）。这 3 种构型的 DNA 分子具有不同的迁移率。一般情况下，超螺旋型 DNA 迁移速度最快，线状 DNA 分子次之，开环 DNA 分子迁移最慢。

根据制备凝胶的材料不同，凝胶电泳可以分为琼脂糖凝胶电泳和聚丙烯酰胺凝胶电泳。一般琼脂糖凝胶适用于分离 0.2～50.0 kb 的 DNA 片段。尽管琼脂糖凝胶电泳在分离度上稍逊于聚丙烯酰胺凝胶电泳，但在分离范围上优于聚丙烯酰胺凝胶电泳，而且操作方便，是实验室最常用的分离和纯化 DNA 片段的方法之一。本实验时间记录见表 1.1。

表 1.1　时间记录

步骤	所需时间	时间记录
将含有质粒的大肠埃希菌（Escherichia coli）进行液体培养	12～14 h	
碱裂解法提取质粒 DNA	2 h	
琼脂糖凝胶电泳分离鉴定 DNA 片段	1～2 h	

实验设备

高压灭菌锅、超净工作台、恒温摇床、台式离心机、恒温水浴锅、Nanodrop 紫外分光光度计、电泳仪、凝胶成像系统。

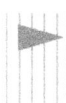

实验材料与试剂

1. 实验材料

已灭菌的移液器及枪头、细菌培养皿、15 mL 离心管、1.5 mL 微量离心管［又称 EP（eppendorf）管］及 EP 管架、试管及试管架、0.22 μm 微孔滤膜、废液缸、广口玻璃瓶、100 mL 蓝口瓶。

本实验室已保存的 pEGFP-N3、pET-28a、pGEX 菌种；卡那霉素（kanamycin, Kana）粉末、氨苄西林（ampicillin, Amp）粉末、LB 液体培养基、50×三羟甲基氨基甲烷醋酸盐－乙二胺四乙酸（trihydroxymethyl aminomethane-acetate-ethylenediaminetetra-acetic acid, TAE）缓冲液（50× 表示使用时须稀释至原体积的 50 倍）、甘油、琼脂糖凝胶、质粒提取试剂盒、灭菌水、铝制饭盒、旧报纸、马克笔、75% 乙醇喷壶。

2. 试剂

（1）Kana 储存液（50 mg/mL）：称取 0.5 g Kana 粉末溶于 10 mL 灭菌水中，并用 0.22 μm 微孔滤膜过滤除菌，1.5 mL EP 管分装储存液，于 −20 ℃ 保存。工作浓度为 50 μg/mL。

（2）Amp 储存液（50 mg/mL）：称取 0.5 g Amp 粉末溶于 10 mL 灭菌水中，并用 0.22 μm 微孔滤膜过滤除菌，1.5 mL EP 管分装储存液，于 −20 ℃保存。工作浓度为 50 μg/mL。

（3）LB 液体培养基（200 mL）：取胰蛋白胨 2 g、酵母提取物 1 g、NaCl 2 g，加去离子水至 200 mL，搅拌均匀，121 ℃高压蒸汽灭菌 20 min，放凉后备用。

（4）LB 固体培养基（100 mL）：锥形瓶中配制 LB 液体培养基 100 mL，并加入琼脂粉 1.5 g，121 ℃高压蒸汽灭菌 20 min，冷却至约 60 ℃。以下步骤于超净台中操作：于上述 LB 培养基中加入 100 μL Kana 或 Amp 储存液（抗生素工作浓度为 50 μg/mL），轻摇混匀。每个细菌培养皿注入约 10 mL 含 Kana 或 Amp 的培养基，待琼脂凝固后即得 Kana 或 Amp 平板。另配制 2 个不含抗生素的 LB 平板备用。若 LB 固体培养基平板暂不使用，可将凝固后的平板封口，做好抗性标记，倒置，于 4 ℃保存。

（5）50×TAE 缓冲液（1 L）：取 Tris 碱 242 g、冰乙酸 57.1 mL、$Na_2EDTA \cdot 2H_2O$ 37.2 g（pH 8.0），加三蒸水补足至 1 L。工作液浓度为 1×TAE。

（6）上样缓冲液：其 DNA 标志如图 1.1 所示。

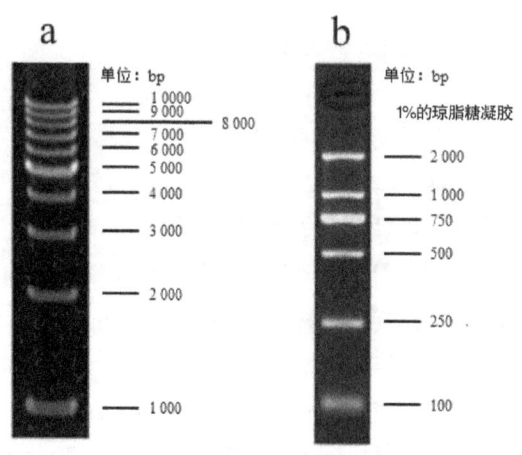

a. 1 kb Ladder；b. DL2000。

图 1.1 DNA 标志 1% 琼脂糖凝胶电泳图谱

（7）1% 琼脂糖凝胶（详见实验步骤中"3. 琼脂糖凝胶的制备"）。

（8）100 mL 双蒸水（double distilled water，ddH_2O），灭菌后于 1.5 mL EP 管分装保存。

(9) 100 mL 50%甘油，高压蒸汽灭菌后于4 ℃保存备用（用于保存菌种）。

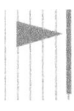**实验步骤**

1. 细菌的液体培养

（1）在超净工作台中（每次使用前紫外线照射灭菌30 min），分别用枪头挑取pEGFP-N3、pET-28a、pGEX菌种（保存于 -80 ℃）转接入5 mL LB液体培养基中，并加入5 μL Kana或Amp储存液，于37 ℃以转速230 r/min摇菌过夜（14～16 h）。每个菌种各摇4管，用马克笔标记以区分。（①在接种过程中应动作迅速，避免EP管中菌种长时间融化；②选用与培养菌种抗性相对应的抗生素储存液。）

（2）次日，在超净工作台中进行保菌：pEGFP-N3、pET-28a或pGEX菌种各选取2管，分别取500 μL菌液于灭菌的EP管中，并各加入等体积的50%甘油，混匀，密封后置于 -80 ℃冰箱保存（各组菌种应标记菌种名称、保存日期、保存人等详细信息，以便区分）。

2. 质粒DNA提取（试剂盒法）

（1）吸取上述的剩余菌液于1.5 mL的EP管中，12 000 r/min下离心1 min，弃上清液并尽可能倒干上清液。重复操作直至菌液无残余，离心收集菌体沉淀。

（2）用250 μL溶液P1重悬菌体沉淀［请先检查P1中是否已加入核糖核酸酶A（ribonuclease A，RNase A）］，使用移液器或涡旋振荡器使细菌沉淀彻底悬浮（未彻底混匀的菌块会影响裂解，导致提取量和纯度偏低）。

（3）轻柔地加入250 μL溶液P2，轻轻上下颠倒混匀6～8次，使菌体充分裂解。（①切勿在涡旋振荡器上剧烈震荡，以免DNA受污染；②裂解时间不宜太短，否则可能导致细菌裂解不充分。充分裂解的菌液应变得清亮黏稠，如果未变清亮，可能由于菌体过多，裂解不彻底，应减少菌体量。）

（4）加入350 μL溶液P3，立即快速地上下颠倒混匀12～20次，充分混匀，此时将出现絮状沉淀。将混合液于12 000 r/min下离心10 min。（①加入溶液P3后应立即混合，快速上下颠倒混匀，避免产生局部沉淀；②上清液中含有少量微小白色沉淀对后续实验没有任何影响。如果上清液中存在大量微小白色沉淀，可再次离心后取上清液。）

（5）柱平衡步骤：向吸附柱CP3中（吸附柱放入收集管中）加入

500 μL平衡液，于 12 000 r/min 下离心 1 min，倒掉收集管中的废液，将吸附柱重新放回收集管中（请使用当天处理过的吸附柱）。

（6）将步骤（4）收集的上清液用移液枪转移到吸附柱 CP3 中（吸附柱放入收集管中），注意尽量不要吸出沉淀。于 12 000 r/min 下离心 1 min，倒掉收集管中的废液，将吸附柱 CP3 放入收集管中。

（7）向吸附柱 CP3 中加入 600 μL 漂洗液（请先检查是否已加入无水乙醇），于 12 000 r/min 下离心 1 min，倒掉收集管中的废液，将吸附柱 CP3 放入收集管中。此步骤重复 1～2 次。

（8）将吸附柱 CP3 放入收集管，于 12 000 r/min 下空离 2 min，尽量除去残余液体。

（9）取出吸附柱，将其套入一个干净的 1.5 mL EP 管中。取 50～100 μL 60 ℃ 预热的洗脱缓冲液，加至硅基质膜中央部位，于室温下放置 2 min。将吸附柱和 EP 管于 12 000 r/min 下离心 2 min，洗脱并收集质粒溶液至 EP 管中。（①枪头不要触碰到硅基质膜；②洗脱缓冲液体积不应小于 50 μL，体积过小会影响回收效率。可用含有质粒的洗脱缓冲液重复洗脱硅基质膜 2～3 次，增加回收率。）

（10）Nanodrop 紫外分光光度计测定质粒 DNA 浓度：使用灭菌水对仪器探头进行清洗。仪器样品台中加入 1～2 μL 不含质粒的洗脱缓冲液溶剂进行空白操作，随后每份质粒溶液样品取 1～2 μL 进行浓度测量。

3. 琼脂糖凝胶的制备

（1）配制琼脂糖凝胶：根据待测质粒 DNA 的大小，参照表 1.2 确定琼脂糖凝胶的琼脂糖浓度。以 1% 琼脂糖凝胶为例：锥形瓶中加入 0.5 g 琼脂糖和 50 mL 1×TAE 缓冲液，用保鲜膜封口，刺几个小孔便于透气。置于微波炉中，中档加热 2 min 至琼脂糖完全熔化。

表 1.2　琼脂糖凝胶 DNA 分辨率

琼脂糖凝胶浓度/%	DNA 片段大小/kb
0.5	1.0～30.0
0.7	0.8～12.0
1.0	0.5～10.0
1.2	0.4～7.0
1.5	0.2～3.0
3.0～4.0	0.1～1.0

(2) 胶板的制备：将有机玻璃内槽洗净、晾干，放入制胶模具中，并在固定位置插上梳子。梳子的尺寸选择根据待上样量而定。

(3) 待凝胶液冷却至不烫手时，加入 2.5 μL GoldenView™ 染料（5 μL/100 mL），轻轻摇匀（动作不宜过大，避免产生气泡）。

(4) 将凝胶液倒入制胶板中，凝胶厚度一般为 0.3～0.5 cm。倒凝胶液时动作要缓慢，以防气泡产生，若有气泡，可用移液枪吸除。

(5) 室温下静置，待琼脂糖凝胶冷却凝固后轻轻拔出梳子，并将胶块放入电泳槽中准备加样。

4. 质粒电泳鉴定

(1) 往电泳槽中加入 1×TAE 缓冲液，液面高出凝胶表面 1～2 mm 即可，检查上样孔是否已完全浸泡于缓冲液中（无气泡）。加样前在 DNA 样品中加入 6×上样缓冲液，混匀，用微量移液器分别将样品加入上样孔内。（①用移液枪吹打混匀样品及上样时，均要防止产生气泡，否则影响加样。②加样至上样孔时，枪头位置尽量位于上样孔的中下部。枪头太靠下容易刺穿上样孔，导致样品泄露；枪头太靠上易导致样品飘散，影响检测结果。）

(2) 加样后，盖上电泳槽盖，接通电源。调节电压保持在 90 V，电流保持在 80 mA 以上。当溴酚蓝移动到距胶板下沿 1/2～2/3 的位置时，可停止电泳。

(3) 停止电泳后，切断电源，取出胶块，放入凝胶成像系统中拍照并记录分析结果。

实验结果与分析

观察凝胶电泳结果，并分析质粒 DNA 的提取纯度。

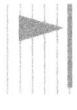

注意事项

(1) 所用器具必须严格清洗，最后要用 ddH_2O 冲洗 3 次。凡可以进行灭菌的试剂与器具都要经过高压蒸汽灭菌，防止外源性核酸酶降解 DNA，以及其他杂质的污染。

(2) 细菌培养容器最好用三角烧瓶，其容量至少应为培养液体积的 4 倍，从而保证氧气的供应。细菌培养不要超过 16 h，否则会引起细菌大量死亡、崩解，导致质粒丢失。

（3）收集菌体提取质粒前，培养基要去除干净，同时保证菌体在溶液P1中充分悬浮。

（4）溶液P1在使用前加入RNase A，并置于4 ℃保存，现用现取。

（5）在用碱裂解法提取质粒DNA的过程中，既要使溶液P2与染色体DNA充分作用使之变性，又要保证质粒DNA不会因作用时间过久而发生不可逆的变性。因此，加入溶液P2的时机是关键之一，这决定了DNA变性与复性的时间。若质粒变性过度，将引起提取效率下降、内切酶切割困难等一系列问题。因此，加入溶液P2时切忌剧烈震荡，反应时间不应超过5 min。

（6）加入溶液P3并离心后，若上清液中还存在较多白色沉淀，可再次离心后取上清液。

（7）琼脂糖凝胶电泳的上样量不应超过上样孔的体积，否则样品会溢出，可能造成相邻样品的交叉污染。

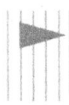

思考题

（1）细菌接种技术主要有哪几种？试简述各种接种方法的优缺点。

（2）与天然质粒相比，质粒载体的特点、优势和基本元件包括哪些？

（3）什么是多克隆位点？

（4）抽提质粒DNA的基本原理是什么？

（5）质粒抽提实验中溶液P1、P2、P3各有什么作用？

（6）质粒抽提实验中，影响质粒抽提率和质粒纯度的因素分别有哪些？

（7）琼脂糖凝胶电泳分离质粒的原理是什么？

（8）3种构型的DNA分子为什么具有不同的迁移率？

（9）3种构型的DNA分子其占比代表的含义是什么？

实验二　目的基因片段的聚合酶链反应扩增与回收

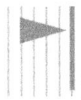
实验目的

（1）掌握聚合酶链反应（polymerase chain reaction，PCR）扩增目的基因片段的原理及 PCR 扩增引物的设计原则。

（2）掌握琼脂糖凝胶电泳回收 DNA 片段的原理和方法。

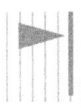
实验原理

1. PCR 技术

PCR 是 DNA 重组技术中用于目的基因扩增的主要手段。PCR 是体外模拟 DNA 的天然复制过程而发展起来的实验技术，需要 DNA 聚合酶、寡核苷酸引物、脱氧核苷三磷酸（deoxyribonucleoside triphosphate，dNTP）等基本组分。其中，PCR 扩增目的片段 DNA 的特异性依赖于与靶序列两端互补的寡核苷酸引物。PCR 由变性—退火—延伸 3 个基本步骤构成：①模板 DNA 的变性。将模板 DNA 加热至 95 ℃左右，模板 DNA 双链发生解离，成为单链 DNA，以便特异性引物与之结合。②模板 DNA 与引物的退火（复性）。模板 DNA 经加热变性成单链后，将温度降至 55 ℃左右，特异性引物与模板 DNA 单链的互补序列配对结合。③引物的延伸。DNA 模板-引物结合物在 DNA 聚合酶的作用下，以 dNTP 为反应原料，以靶序列为模板，按碱基互补配对与半保留复制原理，合成一条新的与模板 DNA 链互补的半保留复制链。以上变性—退火—延伸过程重复循环，每次循环所合成的新链又可成为下次循环的模板，因此，循环次数越多，即可获得越多的半保留复制链产物，实现目的片段 DNA 的扩增。

2. 引物设计

引物是人工合成的寡核苷酸序列，用于 PCR 扩增的引物分为上游引物和下游引物：上游引物与目的基因上游（5′端）的 DNA 模板链互补，下游引物与目的基因下游（3′端）的另一条 DNA 模板链互补。在 PCR 技术中，待扩增目的基因的核苷酸序列应为已知序列，只有根据这一序列合成相应的上、下游引物，才能实现目的基因片段的 PCR 扩增。PCR 扩增过程中，只有将含有目的基因的模板 DNA 加热变性后解链为单链，引物才能与模板 DNA 单链互补配对区域相结合，并在 DNA 聚合酶的作用下进行延伸。一次 PCR 循环结束后，上、下游引物可重新与刚获得的 DNA 扩增产物相结合，并开始新一轮扩增。

引物的优劣直接关系到 PCR 的特异性高低及成功与否。因此，PCR 引物设计的目的是找到一对合适的核苷酸片段，使其能精准定位扩增片段并有效起始扩增反应。引物设计有 3 个基本原则：①引物与目的片段序列紧密互补，且不与非目的片段互补；②引物与引物之间避免形成稳定的二聚体或发夹结构；③引物不能在目的片段的非目的位点引发 DNA 聚合反应（即错配）。此外，引物设计过程中还须考虑诸多因素，如引物长度、产物长度、序列解链温度（melting temperature，T_m）、引物与模板形成双链的内部稳定性（用 ΔG 值反映）、形成引物二聚体及发夹结构的能值、在错配位点的引发效率、引物及产物的 G + C 含量等。一般来说，合适的引物长度为 15 ~ 30 bp；其 T_m 值一般控制在 55 ~ 60 ℃，并尽可能保证上、下游引物的 T_m 值相近（一般不超过2 ℃，最多不超过 5 ℃）；有效引物中 G + C 的比例一般为40% ~ 60%，若引物中的 G + C 含量相对偏低，则可以使引物长度稍长，而保证一定的退火温度；引物自身不存在连续 4 个碱基以上的互补序列，避免形成回文结构、发夹结构等，影响引物与模板之间的复性结合。

本实验的时间记录见表 2.1。

表 2.1 时间记录

步骤	所需时间	时间记录
PCR 扩增目的片段	2 ~ 3 h	
凝胶电泳分离扩增产物	30 min	
回收 DNA 片段	2 ~ 3 h	

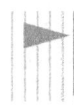
实验设备

PCR 仪、恒温水浴锅、台式离心机、超净工作台、电泳仪、凝胶成像系统、紫外切胶板、雪花制冰机。

实验二　目的基因片段的聚合酶链反应扩增与回收

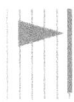
实验材料与试剂

1. 材料

冰盒、漂板、15 mL 离心管、0.2 mL EP 管、1.5 mL EP 管及 EP 管架、试管及试管架、实验一提取获得的 pEGFP-N3 质粒。

2. 试剂

PrimeSTAR Max Premix，琼脂糖凝胶回收试剂盒，6×上样缓冲液，DNA Marker DL2000、1 kb Ladder、Kana 储存液、Amp 储存液、LB 液体培养基。

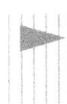
实验步骤

1. 目的基因 EGFP 片段的 PCR 扩增

目的基因 EGFP 片段的 PCR 反应体系见表 2.2。

表2.2　PCR 反应体系

试剂	用量
PrimeSTAR Max Premix（2×）	25 μL
Forward primer（10 μmol/L）	1 μL
Reverse primer（10 μmol/L）	1 μL
Template DNA	≤200 ng
ddH$_2$O	补足至 50 μL

（1）按上述体系，于 0.2 mL EP 管内配制 50 μL PCR 反应体系。（配制反应体系应在冰上操作，以抑制 DNA 聚合酶活性，防止 PCR 反应前发生非特异性配对；DNA 聚合酶应在体系配制的最后加入。）

（2）按下列程序进行 PCR 扩增：①95 ℃预变性，30 s；②95 ℃变性，10 s；③55 ℃退火，5 s 或 10 s；④72 ℃延伸，延伸时间由目的基因片段长度决定（延伸效率为 1 kb/min）；⑤重复步骤①至④，30～35 个循环；⑥于 4 ℃暂存。（T_m 值为 55 ℃以上时，退火时间设定为 5 s；T_m 值为 55 ℃以下时，设定为 15 s。）

$$T_m = 2(N_A + N_T) + 4(N_C + N_G)$$

其中，N_A、N_T、N_C、N_G分别代表引物中 A、T、C、G 的数目。此公式适用于 25 个寡核苷酸以下的引物。引物超过 25 个寡核苷酸时，退火时间可设定为 5 s。

2. 琼脂糖凝胶电泳检测 PCR 扩增产物

提前配制 1% 琼脂糖凝胶。往上述完成扩增的反应体系中加入 6× 上样缓冲液，混匀后进行琼脂糖凝胶电泳（恒压 90 V，30 min）。随后在长波紫外光（280～320 nm）照射下，判断 PCR 扩增产物的大小是否与目的基因大小相符（EGFP 片段大小约为 770 bp）。用干净的刀片割下含有目的基因 DNA 的琼脂块（遵循宁缺毋滥的原则，尽量切除不含 DNA 分子区域，保留发出明亮荧光的胶块）。

3. 凝胶回收纯化 DNA 步骤（参见琼脂糖凝胶回收试剂盒操作手册）

（1）柱平衡：向吸附柱中加入 500 μL 平衡液，在 12 000 r/min 下离心 1 min，倒掉收集管中的废液，将吸附柱重新放回收集管中。

（2）将含有目的 DNA 条带的琼脂块（尽量切除多余部分）放入干净的 EP 管中，称取琼脂块重量（事先称好空的离心管）。

（3）向琼脂块中加入等倍体积 PN 溶液（若琼脂块胶质量为 0.1 g，其体积可视为 100 μL，则加入 100 μL PN 溶液），并放置于 50 ℃ 水浴中，其间数次温和上下翻转离心管，以加速琼脂块的溶解。若琼脂块的体积过大，可事先将胶块切成碎块；如果琼脂块较难溶解，可适当延长水浴时间或补加少量溶胶液，直至胶块完全溶解（胶块完全溶解后，将胶溶液温度降至室温再进行后续的上柱操作，因为温度较高时吸附柱结合 DNA 能力较弱）。

（4）将上一步所得溶液加入已平衡处理的吸附柱中（吸附柱放入收集管中），室温放置 2 min，于 12 000 r/min 下离心 1 min。倒掉收集管中的废液，将吸附柱重新放入收集管中（吸附柱容积为 800 μL，若样品体积大于 800 μL，可分批加入）。

（5）向吸附柱中加入 600 μL 漂洗液（使用前先检查其中是否已加入无水乙醇），于 12 000 r/min 下离心 1 min。倒掉收集管中的废液，将吸附柱重新放入收集管中。重复此操作步骤 1～2 次。

（6）将放回收集管中的吸附柱进行空离，于 12 000 r/min 下离心 2 min，尽量除尽漂洗液。

（7）取出吸附柱，将其套入一个干净的 1.5 mL EP 管中。吸附柱开盖并于室温放置数分钟，彻底晾干，以防止残留的漂洗液影响下一步的实验。（漂洗液中乙醇的残留会影响后续的酶反应实验。）

（8）向吸附膜中间位置滴加 30 μL 的洗脱缓冲液，室温放置 2 min，于 12 000 r/min 下离心 2 min，洗脱并收集质粒溶液至 EP 管中（应注意枪头不要触碰到硅基质膜；可用含有质粒的洗脱液重复洗脱硅基质膜 2~3 次，增加回收率）。

实验结果与分析

观察凝胶电泳结果，并判断 PCR 扩增是否成功。

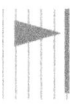

注意事项

（1）用于 PCR 的上、下游引物的 T_m 值差异应在 ±5 ℃ 以内，否则影响引物与模板 DNA 的结合效率。

（2）如果 DNA 回收率较低，可在再次实验时检测充分溶解后的琼脂糖凝胶溶液的 pH。若 pH 大于 7.5，可向溶液中加入 10~30 μL 3 mol/L 醋酸钠（pH=5.2），将 pH 调至 5.0~7.0。

（3）回收长度 <100 bp 及 >10 kb 的 DNA 片段时，应适当加大溶胶液的体积，延长吸附和洗脱的时间。

（4）利用琼脂糖凝胶电泳进行 DNA 片段分离时，应先清洗电泳槽，并使用新的电泳液。电泳后的琼脂糖凝胶应放在干净的塑料膜上进行切割，避免外源 DNA 污染。

（5）切含 DNA 片段的琼脂糖凝胶时，尽可能保留发出明亮荧光的含 DNA 分子区域，并尽量去除不含荧光的胶块。

（6）勿将含有 DNA 的凝胶长时间地暴露在紫外光下，以减少紫外光对 DNA 的损伤。回收 DNA 时，尽可能缩短光照时间并采用较长波长紫外灯。

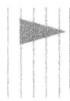

思考题

（1）PCR 扩增的引物设计应遵循哪些基本原则？

（2）PCR 体系中模板 DNA 的用量为什么要 ≤ 200 ng？

（3）如何简便计算引物的 T_m 值？

（4）PCR 扩增程序中，设定退火温度、退火时间及延伸时间的决定因素分别是什么？

（5）用琼脂糖凝胶电泳检测 PCR 产物时，若未能得到大小相符的 DNA 条带，可能的原因是什么？

（6）凝胶回收纯化 DNA 的注意事项有哪些？

（7）影响凝胶 DNA 回收效率的因素有哪些？

（8）PCR 后，为什么要进行回收 DNA 产物的实验操作？

实验三　构建 EGFP 重组质粒

实验目的

(1) 掌握构建重组质粒的主要步骤及操作。
(2) 掌握 DNA 酶切方法、酶切结果分析和相关操作技术。
(3) 掌握体外连接目的片段 DNA 和质粒载体的原理与方法。

实验原理

1. DNA 重组

DNA 重组是指 DNA 分子内或分子间遗传信息发生重新共价重组的过程。本实验中，外源 DNA 和质粒载体分别经限制性内切核酸酶酶切，随后在 DNA 连接酶的作用下重新连接起来，这样重新组合的 DNA 分子即重组子或重组质粒。构建重组质粒涉及的主要步骤包括：①目的基因的扩增和回收；②目的基因片段与质粒载体的酶切处理及酶切产物回收；③酶联反应连接目的基因片段和质粒载体；④重组质粒的转化与鉴定。(图 3.1)

2. 限制性内切核酸酶

限制性内切核酸酶是一类能识别双链 DNA 中某段特定顺序的碱基的核酸水解酶（水解磷酸二酯键）。根据酶的识别切割特性、催化条件及是否具有修饰酶活性，限制性内切核酸酶可分为Ⅰ型、Ⅱ型、Ⅲ型三类。通常所指的 DNA 限制性内切核酸酶是Ⅱ型酶。限制性内切核酸酶的作用效率受多方面因素影响，如反应温度、缓冲体系、离子种类与浓度、DNA 纯度和甲基化程度等。其中，DNA 纯度对酶切效果的影响很大，因为蛋白质、酚、氯仿、SDS 等杂质都会抑制限制性内切核酸酶的活性。

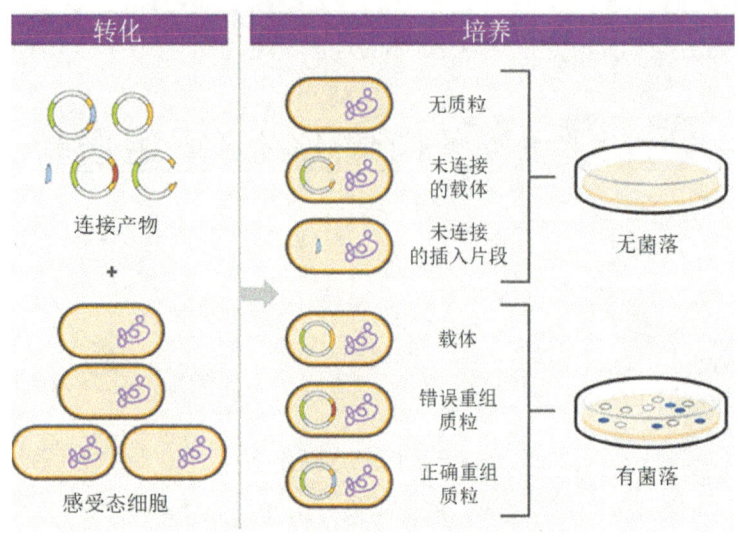

图 3.1　重组质粒的构建与转化

限制性内切核酸酶所产生的酶切端口可分为黏性末端和平末端 2 种。黏性末端是长短不一的两条单链末端,这种末端的核苷酸顺序是互补的,可形成氢键;平末端指 DNA 分子两条链在限制性内切核酸酶作用下断裂的位置是一个对称结构的中心,是一种平齐的末端结构类型。在 DNA 重组过程中,酶切可选择不同方式,包括单酶切、双酶切或部分酶切等。一般而言,双酶切多使用 2 种不同的可产生黏性末端的限制性内切核酸酶,而单酶切多使用 1 种产生平末端的限制性内切核酸酶。

3. 载体

DNA 克隆中不可或缺的基本元件之一是载体,目的基因片段只有与载体共价结合形成重组子,进入适合的宿主细胞才能进行复制。用于分子克隆的载体主要有 4 种类型:质粒、噬菌体、柯斯质粒和病毒。其中,质粒是最常用的载体,按功能可分为克隆载体和表达载体,按拷贝数可分为低拷贝质粒载体和高拷贝质粒载体。

4. DNA 连接酶

连接(ligation)是利用 DNA 连接酶将目的片段和载体重新组装成完整载体(重组子)的过程。与载体具有相同黏性末端的 DNA 片段,可通过碱基互补配对原则与载体重新组装,而连接酶则负责在互补配对后的 DNA 片段与载体间重新形成磷酸二酯键,从而形成完整的、带有目的片段的载体,即重组子。连接酶有 T4 噬菌体 DNA 连接酶、T4 噬菌体 RNA 连接酶、大肠埃希菌 DNA 连接酶等。常用的 DNA 连接酶为 T4 噬菌体 DNA 连接酶和大肠埃希菌 DNA 连接酶，它们均具有连接 2 个相同黏性末端的 DNA 分子的功能，但 T4 噬菌体 DNA 连接酶还可以促使平末端 DNA 分子连接，应用更为广泛。

DNA 重组连接的方法大致分为 4 种：黏性末端连接法、平末端连接法、同聚物接尾连接法、接头连接法。黏性末端连接法是最常用的 DNA 连接方法。大多数限制性内切核酸酶都可以产生黏性末端，而且酶切片段基本不需要其他处理就可以进行连接，操作方便、经济、省时，且特异性好。另外，也可以通过双酶切来获得黏性末端，并可进行定向重组连接。对于切出平末端的 DNA 片段，单链末端可先用核酶 S1 或 DNA 聚合酶 I 来修平或补齐，然后用 T4 噬菌体 DNA 连接酶连接。平末端连接也可以先化学合成具有某种限制性内切核酸酶识别位点的序列，通过 T4 噬菌体 DNA 连接酶的作用将其连接到 2 种待连接片段的平末端上，然后再用这种限制性内切核酸酶处理，使之产生黏性末端，实现体外重组。需要注意的是，通过平末端连接至载体的 DNA 片段，其连接方向是随机的，后续进行重组子筛选时须留意 DNA 片段在载体中的连接方向是否正确。

5. 重组子导入受体细胞

连接反应结束后，反应产物中除了含有已形成的重组子，还包含未连接的 DNA 片段、线性化载体等混合成分，需要导入宿主细胞才能实现重组子与其他成分的有效分离：只有含有完整环状载体（空载质粒或重组子）的大肠埃希菌才可以实现自主复制，并在抗性环境中存活下来。将外源基因（如质粒载体）导入细菌的过程称为转化。转化过程所用的受体细胞一般是限制修饰系统缺陷的变异株，即不含限制性内切核酸酶和甲基化酶的突变株。受体细胞经过一些特殊方法（如热激法、电击法、$CaCl_2$ 等化学试剂法）处理后，细胞膜的通透性发生变化，成为能容许含有外源 DNA 的载体分子通过的感受态细胞（competent cell）。

常用的大肠埃希菌转化方法为热激法：将感受态细胞与质粒载体或连接反应产物混合，置于 42 ℃温度下进行短时间热激处理，热激处理可促使外源 DNA 被细胞吸收，也可诱导涉及 DNA 修复的酶及其他细胞成分的生成，从而促使细胞从转化过程的不正常状态恢复，提高转化效率。将适量的生长培养液加入转化后的细胞，适宜温度下短时间培养以恢复细胞活力，最后将细胞涂布于含有抗生素的琼脂平板表面。含有重组子的感受态细胞能在相应抗生素筛选下成功存活，在平板上形成单菌落。重组子伴随着大肠埃希菌自身的分裂增殖而实现重组质粒的复制扩增。

本实验的时间记录见表 3.1。

表 3.1　时间记录

步骤	所需时间	时间记录
质粒双酶切	60～90 min	
凝胶回收 DNA 片段	2～3 h	
EGFP 片段与载体的连接	1.5 h	
连接产物转化	2～4 h	
重组子的培养	14～16 h	

实验设备

恒温水浴锅、低温水浴锅、电泳仪、紫外切胶板、手术刀、移液器、台式离心机、凝胶成像系统、超净工作台、恒温摇床、雪花制冰机等。

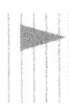

实验材料与试剂

1. 材料

冰盒，漂板，Kana/Amp 抗性 LB 固体培养基平板，L 形玻璃棒，离心管，EP 管及 EP 管架，试管及试管架，*E. coli* DH5α 感受态细胞，LB 液体培养基，实验一和实验二提取的 pET-28a 质粒、pGEX 质粒和 PCR 胶回收产物。

2. 试剂

限制性内切核酸酶：QuickCut™ *Bam*H Ⅰ，QuickCut™ *Not* Ⅰ 及对应缓冲液，T4 噬菌体 DNA 连接酶，琼脂糖凝胶回收试剂盒，DNA Marker DL2000、1kb Ladder，Kana/Amp 储存液，LB 培养基。

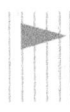

实验步骤

1. 质粒载体及 PCR 胶回收产物的双酶切

利用 QuickCut™ *Bam*H Ⅰ 和 QuickCut™ *Not* Ⅰ 分别双酶切 pET-28a/pGEX 质粒和 PCR 胶回收产物 EGFP（表 3.2）。

表 3.2　双酶切体系

试剂	体积
pET-28a/pGEX 或 EGFP 片段	(1～2 μg) xμL
10 × buffer K	5 μL
QuickCut™ BamH I	1 μL
QuickCut™ Not I	1 μL
ddH$_2$O	补足至 50 μL

按上述体系，分别加入 0.2 mL EP 管中，共酶切 4 管，置于漂板上，37 ℃水浴酶切 60～90 min。（限制性内切核酸酶最后加入，手弹混匀或用吸头轻轻上下吹吸，EP 管壁上勿挂液滴。）

2. **琼脂糖凝胶电泳检测酶切结果**

将上述酶切产物分别进行琼脂糖凝胶电泳（90 V，30 min）。在长波紫外光（280～320 nm）的照射下，根据条带位置判断 DNA 大小。用干净的手术刀割下含有待回收 DNA 的琼脂块。

3. **胶回收纯化 DNA**

胶回收纯化 DNA 操作详见实验二。

4. **回收产物的浓度测定**

目的片段和质粒载体的酶切产物分别经过胶回收后，抽取少量样品进行琼脂糖凝胶电泳，检测 DNA 纯度。对剩余样品进行 DNA 浓度测定，并按以下公式计算连接反应所加入 DNA 的体积。

$$P_{\text{mDNA}} = P_{\text{MDNA}} \times 660 \times 碱基数$$

其中，P_{mDNA} 表示 DNA 分子的质量，P_{MDNA} 表示 DNA 分子的摩尔数。

5. **目的基因 EGFP 与酶切载体 pET-28a/pGEX 的连接**

连接体系见表 3.3。

表 3.3　连接体系

试剂	体积
DNA（EGFP 片段）	DNA : 质粒 = 2 : 1
质粒（pET-28a 或 pGEX）	（摩尔数之比）
DNA 连接酶	5 μL
ddH$_2$O	补足至 10 μL

每组须做 2 管连接体系。为提高连接效率，反应体系置于 16 ℃下连接 90 min。反应结束后于 -20 ℃下保存。

6. 细胞转化（超净工作台中操作，使用前紫外线照射灭菌 30 min）

（1）超净工作台中操作：在 50 μL DH5α 感受态细胞中加入 5 μL 连接产物。同时设置对照组：空载体 pET-28a/pGEX 同法转化。轻轻旋转混匀混合物，冰浴 30 min。

（2）42 ℃ 热激 90 s。热激期间不可晃动，热激后立即静止冰浴 1～2 min。

（3）在 1.5 mL EP 管中加入 800 μL 不含抗生素的 LB 液体培养基，套入漂板，置于摇床中，在 37 ℃ 下，以 150 r/min 转速温和震荡 1 h。

（4）将菌液在 10 000 r/min 下离心 30 s，弃掉约 700 μL 上清液。

（5）用残留菌液混匀菌体沉淀后，将剩余菌液分区均匀涂布在 Kana/Amp 抗性 LB 固体培养基平板上，于 37 ℃ 细菌培养箱中静置培养 1 h，以保证菌液吸收。

（6）1 h 后翻转倒置平板，于 37 ℃ 下培养过夜（14～16 h）。

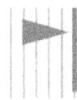

实验结果与分析

转化后次日观察平板上的菌落生长情况。

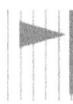

常见问题与对策

（1）质粒的酶切位点如何选择？

选择酶切位点时要先对基因进行酶切位点扫描分析，找出其包含的所有酶切位点，选择的酶切位点必须是目标基因所不含有的酶切位点。

（2）连接片段体积比如何确定？

连接比例的确定：上一步酶切产物回收后，用琼脂糖凝胶电泳比较载体和目的片段的亮度，确定体积比，一般来说，载体：目的片段 =1：（3～5）。

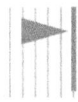

注意事项

（1）限制性内切核酸酶种类很多，使用时应根据说明书注意温度、缓冲液用量（一般 1 μg DNA 使用 2～5 单位酶）等反应条件。酶应保存在 −20 ℃ 冰箱中，取酶的操作必须严格在冰浴条件下进行，用完后应立即放回冰箱。不要将酶在冰浴中放置过久，或放在高于 0 ℃ 的环境中，以防止酶失活。

（2）为了避免交叉污染，各样品用不同的枪头，且每次取酶时务必换吸头，以免造成限制性内切核酸酶被污染。

（3）限制性内切核酸酶中含有 50% 的甘油以防冻结。为防止产生星活性（即限制性内切核酸酶在某些反应条件变化时酶的专一性发生改变，会切割与识别位点相似的序列），反应体系中的甘油应尽量控制在 10% 以下。

（4）T4 噬菌体 DNA 连接酶的连接反应需要 Mg^{2+} 和腺苷三磷酸（adenosine triphosphate，ATP），pH 7.5～7.6，最适温度为 37 ℃。30 ℃ 以下时酶活性明显下降，但考虑到被连接 DNA 的稳定性和黏性末端的退火温度，一般平末端连接温度控制在 20～25 ℃，黏性末端连接温度控制在 16 ℃，反应 90 min 至过夜。

（5）目的 DNA 片段和载体最佳摩尔比须由实验确定。连接前应该对 PCR 产物和载体的浓度定量，通过凝胶电泳和已知浓度的标志 DNA（marker DNA）即可简单定量，如果浓度不够，可通过浓缩得到。

（6）连接体系越小越好，因为连接反应实际上是做布朗运动的分子碰撞后发生的，反应体系越大越不利于连接反应的发生。

思考题

（1）如果电泳后发现 DNA 未被酶解切开，可能是什么原因？
（2）酶切反应中酶的用量应控制在什么范围内？为什么？
（3）请解释什么是星活性，并说明如何防止星活性的产生。
（4）怎样防止线性质粒载体的自环化？
（5）转化过程中每一步的作用是什么？
（6）影响转化克隆效率的因素有哪些？
（7）转化时最后一步为什么需要把平板翻转？

实验四 阳性克隆的筛选与鉴定

实验目的

（1）掌握重组质粒的阳性克隆筛选原理和方法。
（2）掌握重组质粒的鉴定原理和方法。

实验原理

重组子转化受体细胞后，可能出现以下情况而形成混合细胞体系：①转入的是自身环化的载体；②没有任何外源DNA的转入（质粒和目的片段均未转入）；③转入的是环化的目的片段；④转入的是非正常重组子，如目的DNA片段以相反方向插入载体分子中，或目的DNA串联后再插入载体分子中；⑤转入的是正常重组子。其中，①④⑤的情况均可使大肠埃希菌在抗性环境条件下存活，意味着在抗性平板上所得到的成千上万个菌落中，仅部分菌落含有成功构建的重组子。为了从中筛选出阳性克隆，需要进一步对菌落进行鉴定。阳性克隆的筛选和鉴定是基因重组技术中的必要步骤。阳性克隆的筛选是将正确携带外源DNA片段的克隆挑选出来，鉴定则是鉴别筛选出来的克隆中所含重组子是否正确，用以获得正确的重组子。

筛选方法多样，应根据实验具体情况加以选择。最常用的方法为遗传学方法，即根据受体细胞接受重组DNA分子后所发生的遗传表型的变化直接选择重组子的方法。遗传表型的变化包括噬菌斑的变化、抗药性及缺陷基因的功能互补表型变化等。这些表型变化由载体自身提供或由插入的序列提供，且在平板上便于肉眼分析和直接筛选。通常用于阳性克隆筛选的平板包括普通抗生素平板、插入失活抗生素平板、插入表达抗生素平板、显色平板等。由于这些方法都是直接从平板上筛选，因此又称为平板筛选法。

实验四 阳性克隆的筛选与鉴定

鉴定是筛选阳性克隆后的进一步分析。空载质粒与重组子的区别在于不含目的基因，因此，通过检测单菌落的大肠埃希菌中所含质粒是否包含目的基因，即可实现阳性克隆的鉴定。常用的鉴定方法包括菌落 PCR、酶切法和质粒测序。

（1）菌落 PCR：不同于普通 PCR（基本原理详见实验二），菌落 PCR 是以转化菌的单个克隆为模板，直接将 PCR 反应体系与单个菌落细菌混合进行 PCR 的方法，其中 DNA 模板来源于细菌本身（PCR 加热过程中使菌体热解，暴露 DNA 作为模板）。通过特异性引物对插入载体中的目的基因进行快速扩增，可用于鉴定和筛选阳性转化菌。若该菌落细菌含有阳性重组子，针对目的基因片段进行 PCR 扩增后，可通过琼脂糖凝胶电泳观察到目的基因片段条带。菌落 PCR 操作简单、快速，不需要提取目的基因 DNA，可以快速鉴定菌落是否为含正常重组子的阳性菌落的方法，常用于菌落的转化鉴定中。

（2）酶切法：目的序列通过限制性内切核酸酶、DNA 连接酶插入载体后会使载体长度发生变化。因此，将单菌落扩大培养后，通过质粒提取方式获得足够多的质粒，随后利用酶切方法将目的基因片段酶切下来，再通过琼脂糖凝胶电泳观察酶切产物条带是否符合理论大小，从而判断所检测的重组子是否含有目的基因片段。例如，一个长度为 500 bp 的目的序列通过 $EcoR$ I 和 Sac I 酶切后插入 pUC19（2.7 kb）载体，重组质粒长度增大为 3.2 kb。进一步利用 $EcoR$ I 和 Sac I 双酶切后会出现 500 bp 和 2.7 kb 2 个 DNA 片段。

（3）质粒测序：将单菌落扩大培养后提取所含质粒，利用 Sanger 测序技术针对可能含有目的基因的质粒区域进行核酸测序分析。若该质粒含有目的基因，测序结果可显示该目的基因的具体序列；若该质粒不含有目的基因，则测序结果仅显示质粒的多克隆位点区域序列。

本实验涉及菌落 PCR 和酶切法 2 种鉴定重组子的方法。方法一：针对实验三中通过抗性筛选得到的白色菌落，挑选单克隆进行菌落 PCR，鉴定菌落是否为含目的基因的阳性菌落，随后对阳性菌落进行扩大培养和质粒提取，最终获得目的重组子。方法二：直接挑选实验三中所获得的单个菌落分别进行扩大培养，提取质粒后进行双酶切-琼脂糖凝胶电泳验证。以上鉴定方法均需要对阳性克隆的扩大培养物进行菌种保存操作。

本实验的时间记录见表 4.1。

表 4.1　时间记录

实验	步骤	所需时间	时间记录
方法一：菌落 PCR 鉴定重组子	菌落 PCR	3～4 h	
	细菌液体培养	12～14 h	
	质粒提取	1～2 h	
方法二：酶切法鉴定重组子	细菌液体培养	12～14 h	
	质粒提取	1～2 h	
	重组子的酶切鉴定	3～4 h	

实验设备

恒温摇床、台式高速离心机、三孔水浴锅、琼脂糖凝胶电泳装置、37 ℃微生物培养箱、超净工作台、PCR 仪、制冰机。

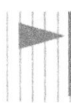

实验材料与试剂

1. 材料

已灭菌的移液器及枪头，PCR 管及管架，冰盒，200 μL、1.5 mL 和 15 mL 无酶 EP 管及 EP 管架，漂板，废液缸。

已转化连接产物的细菌平板（实验三所得）、空载质粒 pET-28a/pGEX（实验一提取所得）、Kana 和 Amp 溶液（实验一配制所得）、甘油、250 mL 锥形瓶、保鲜膜、1% 琼脂糖凝胶、质粒小提试剂盒。

2. 试剂

菌落 PCR 法：Taq Premix 酶、PCR 上下游引物、50×TAE 溶液、1% 琼脂糖、GoldenView 染料、6×DNA 上样缓冲液、DNA 标准 Marker（DL2000，1 kb Marker）、LB 液体培养基、无菌水。

酶切法：限制性内切核酸酶 QuickCut™ BamH Ⅰ、QuickCut™ Not Ⅰ、10×酶切缓冲液、50×TAE 溶液、1% 琼脂糖、GoldenView 染料、6×DNA 上样缓冲液、DNA 标准 Marker（DL2000，1 kb Marker）、LB 液体培养基、无菌水。

菌种保存：50% 甘油（ddH_2O：甘油 = 1∶1 配制，121 ℃高温灭菌 30 min，放凉后使用）。

实验步骤

方法一：菌落 PCR 法鉴定重组子

1. 菌落 PCR 及阳性重组子的扩大培养

（1）使用 200 μL 无酶 EP 管配制 PCR 混合液，配制除单菌落以外的其他成分。（预先计算好 20 个管溶液的总体积，配制成 MasterMix，再按每管 20 μL 分装于 200 μL 无酶 EP 管中，共分装 18 管。Taq Premix 酶最后加入 MasterMix 反应体系中。）（表 4.2）

表 4.2 20 μL 菌落 PCR 体系

试剂	工作浓度
单菌落	—
上游引物	20 μmol/L
下游引物	20 μmol/L
Taq Premix 酶	10 μL
ddH$_2$O	补足至 20 μL

（2）超净工作台中操作：提前准备 15 mL 无酶 EP 管，装入 5 mL 含 Kana 和 Amp 溶液（1∶1 000）的 LB 液体培养基，用于后续摇菌。用经灭菌的 10 μL 无酶枪头挑取单个菌落（空载质粒 pET-28a/pGEX 及连接产物转化菌落各挑选 9 个），迅速将枪头在已分装 20 μL PCR 反应体系的无酶 EP 管溶液中轻旋 3～4 圈后拿出，随后将枪头直接打进含 5 mL LB 液体培养基（含 Kana/Amp）的无酶 EP 管中。将此含枪头的无酶 EP 管置于摇床上，在 37 ℃、180～200 r/min 下进行扩大培养。另将含菌落的 20 μL PCR 反应体系的 EP 管盖紧管盖，混匀后瞬离，进行 PCR 扩增。

（3）按照以下程序进行 PCR 反应：①95 ℃，5 min；②95 ℃，30 s；③ 56 ℃，30 s；④72 ℃延伸，1 kb/min；⑤重复步骤②至④，25～30 个循环；⑥ 4 ℃暂存。

（4）提前配制 1% 琼脂糖凝胶（详见实验一）。PCR 结束后，抽取 9 μL PCR 产物（DL2000 Ladder）＋1 μL 10× 上样缓冲液进行电泳检测（110 V，30 min）。通过电泳结果鉴定阳性克隆。

（5）保留阳性克隆所对应的菌液，培养过夜至对数生长后期（12～16 h，以菌液浑浊为佳）。

2. 保菌

超净工作台中操作：次日，选取已成功扩大培养的阳性克隆菌液（以菌液浑浊为佳），抽取 250 μL 至提前标记好的 1.5 mL 无酶 EP 管中，加入相同体积的 50% 甘油，轻轻混匀，置于 −80 ℃ 下保存。（EP 管须用防水马克笔清楚标明菌种名称、阳性重组子名称、保菌日期、保菌人。）

剩余菌液用于后续质粒抽提。

3. 质粒提取

（1）柱平衡步骤：向吸附柱 CP3（使用当天处理过的吸附柱，吸附柱放入收集管中）中加入 500 μL 的平衡液，12 000 r/min 离心 1 min，倒掉收集管中的废液，将吸附柱重新放回收集管中。

（2）取 1～5 mL 过夜培养的菌液，加入离心管中，使用常规台式离心机，12 000 r/min 离心 1 min，尽量吸除上清液（菌液较多时可以通过多次离心将菌体沉淀收集到一个离心管中）。

（3）向留有菌体沉淀的离心管中加入 250 μL 溶液 P1（使用前检查 P1 中是否已加入 RNase A），使用移液器或涡旋振荡器彻底悬浮细菌沉淀。（如果有未彻底混匀的菌块，会影响裂解，导致提取量和纯度偏低。）

（4）向离心管中加入 250 μL 溶液 P2，温和地上下翻转 6～8 次，使菌体充分裂解。应注意温和地混合菌体，不要剧烈震荡，以免打断基因组 DNA，造成提取的质粒中混有基因组 DNA 片段。裂解后菌液应变得清亮黏稠，所用时间不应超过 5 min，以免质粒受到破坏。如果菌液未变得清亮，可能由于菌体过多，裂解不彻底，应减少菌体量。

（5）向离心管中加入 350 μL 溶液 P3，立即温和地上下翻转 6～8 次，充分混匀，此时将出现白色絮状沉淀，随后 12 000 r/min 离心 10 min。（加入 P3 后应立即混合，避免产生局部沉淀。如果上清液中还有微小白色沉淀，可再次离心后取上清液。）

（6）将上一步收集的上清液用移液器转移到吸附柱 CP3 中（吸附柱放入收集管中，注意尽量不要吸出沉淀），12 000 r/min 离心 30～60 s，倒掉收集管中的废液，将吸附柱 CP3 重新放入收集管中。

（7）向吸附柱 CP3 中加入 600 μL 漂洗液 PW（使用前检查是否已加入无水乙醇），12 000 r/min 离心 30～60 s，倒掉收集管中的废液，将吸附柱 CP3 重新放入收集管中。重复此操作步骤 1 次。

（8）将吸附柱 CP3 放入收集管中，12 000 r/min 空离心 2 min，目的是将吸附柱中残余的漂洗液去除。[漂洗液中乙醇的残留会影响后续的酶反应（酶切、PCR 等）实验。为确保下游实验不受残留乙醇的影响，建议将吸附柱

CP3 开盖，置于室温放置数分钟，以彻底晾干吸附材料中残余的漂洗液。]

（9）将吸附柱 CP3 置于 1 个干净的 1.5 mL 离心管中，向吸附膜的中间部位滴加 50～100 μL 洗脱缓冲液，室温放置 2 min。随后 12 000 r/min 离心 2 min，将质粒溶液收集到离心管中。（枪头不要触碰到硅基质膜；洗脱缓冲液体积不应少于 50 μL，体积过小影响回收效率；为了增加质粒的回收率，可将得到的溶液重新加入吸附柱中，室温放置 2 min，12 000 r/min 离心 2 min，将质粒溶液收集到离心管中。）

方法二：酶切法鉴定重组子

1. 单菌落的扩大培养

超净工作台中操作：提前准备 15 mL 无酶 EP 管，装入 5 mL 含 Kana 和 Amp 溶液（1∶1 000）的 LB 液体培养基。用经灭菌的 10 μL 无酶枪头挑取单个菌落（空载质粒 pET-28a/pGEX 及连接产物转化菌落各挑选 9 个），并将枪头直接打进含 5 mL LB 液体培养基（含 Kana/Amp）的无酶 EP 管中。将此含枪头的无酶 EP 管置于摇床上在 37 ℃、180～200 r/min 下过夜至对数生长后期（12～16 h，以菌液浑浊为佳）。

2. 保菌

详见本实验"方法一：菌落 PCR 鉴定重组子"。

3. 质粒提取

详见本实验"方法一：菌落 PCR 鉴定重组子"。

4. 限制性内切核酸酶酶切反应

对于每个待测质粒，分别设置 QuickCut™ *Bam*H Ⅰ 单酶切和 QuickCut™ *Bam*H Ⅰ、QuickCut™ *Not* Ⅰ 双酶切鉴定反应体系。

（1）使用 200 μL 无酶 EP 管，配制 QuickCut™ *Bam*H Ⅰ 单酶切体系（每个样本 20 μL）（表 4.3）。（①预先计算好每个待测样本质料所需的体积；②QuickCut™ *Bam*H Ⅰ 最后加入反应体系中。）

表 4.3 单酶切反应体系

试剂	体积/质量
质粒	1～2 μg（根据实验所得浓度计算）
10×酶切缓冲液	2 μL
QuickCut™ *Bam*H Ⅰ	1 μL
ddH$_2$O	补足到 20 μL

（2）使用 200 μL 无酶 EP 管，配制 QuickCut™ *Bam* H Ⅰ、*Not* Ⅰ 双酶切体系（每个样本 20 μL）（表 4.4）。（①预先计算好每个待测样本质粒所

需的体积；② QuickCut™ *Bam*H Ⅰ、QuickCut™ *Not* Ⅰ最后加入反应体系中。）

表4.4 双酶切反应体系

试剂	体积/质量
质粒	1～2 μg
10×酶切缓冲液	2 μL
QuickCut™ *Bam*H Ⅰ	1 μL
QuickCut™ *Not* Ⅰ	1 μL
ddH$_2$O	补足至20 μL

（3）单酶切和双酶切反应体系均置于37 ℃水浴3 h。

5. 琼脂糖凝胶电泳鉴定

提前配制1%琼脂糖凝胶（详见实验一）。酶切完毕，分别取9 μL酶切产物+1 μL 10×上样缓冲液进行琼脂糖凝胶电泳（110 V，30 min），以空载质粒和未酶切的重组质粒作为对照。本次实验使用1 kb和DL2000 2种DNA Marker，通过酶切所产生的片段数目及大小鉴定酶切效果及阳性重组子。电泳加样顺序如图4.1所示。

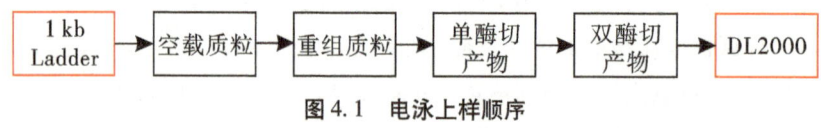

图4.1 电泳上样顺序

实验结果与分析

（1）菌落PCR鉴定结果：阳性菌落的PCR产物电泳结果中，存在长度约为770 bp的扩增产物条带。

（2）酶切鉴定结果：电泳后比较条带数目和大小。如果质粒中含有目的基因，电泳结果则会出现2条条带：一条是质粒，另一条是目的基因。反之，电泳结果只有1条质粒条带。再进一步比对Marker确定条带大小。

（3）pET-28a-EGFP重组质粒：空载质粒pET-28a电泳得到约5 369 bp片段，重组质粒单酶切产物电泳得到6 107 bp片段，双酶切产物电泳分别得到5 337 bp、770 bp片段。以上结果说明构建重组质粒成功。

（4）pGEX-EGFP重组质粒：空载质粒pGEX电泳得到约4 969 bp片段，

重组质粒单酶切产物电泳得到约 5 709 bp 片段，双酶切产物电泳分别得到 4 939 bp、770 bp 片段。以上结果说明构建重组质粒成功。

注意事项

（1）菌落 PCR 应适当减少扩增循环次数，25～30 个循环比较适合菌落 PCR。扩增循环次数过多易产生假阳性。

（2）GoldView 染料对皮肤、眼睛会有一定的刺激，操作时应戴上手套并注意保护眼睛。

（3）酶反应体积一般不宜小于 20 μL，因为过小的反应体积在加入各种成分时易产生误差，甘油含量易超过 10%，可能出现星活性。同时酶量过大，可能会在识别序列以外的位点进行切割。在 37 ℃下水溶可因水分蒸发而明显改变反应体系中各成分的浓度，从而影响酶活力。

（4）酶切反应结束时，装有酶切样品的 EP 管的管盖上由于受热会有大量的冷凝水产生，取样前应离心 2 s，使样品集中于管底，再开盖取样检测。

思考题

（1）菌落 PCR 法筛选的优点和缺点分别是什么？

（2）进行菌落 PCR 鉴定时为什么需要保种？保种方法有哪些？

（3）在摇菌的培养基中加抗生素的作用是什么？

（4）在酶切鉴定实验中，除了本实验中选用的 2 种限制性内切核酸酶，还能采用哪些酶进行重组子的鉴定？所得结果有何不同？

（5）双酶切和单酶切的区别与目的分别是什么？

（6）在查看琼脂糖凝胶电泳图时，发现大小不对的条带，可能是什么原因引起的？如何解决这一问题？

（7）重组子筛选方案哪个更可靠？为什么？

（8）平末端连接后如何进行阳性克隆的筛选？

实验五　异丙基 – β-D – 硫代半乳糖苷诱导 EGFP 蛋白表达

实验目的

（1）了解表达质粒所必需的调控元件。
（2）掌握大肠埃希菌中诱导外源基因表达的基本原理和方法。

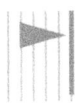

实验原理

表达载体是指具有宿主细胞基因表达所需调控序列，能使克隆的目的基因在宿主细胞内转录并翻译的载体。与只携带外源基因的克隆载体不同，表达载体兼具扩增和表达外源基因 2 种功能。外源基因在受体细胞内能否表达及表达水平高低，受到许多调控元件的制约，如正确的阅读框架，有效转录的启动子、转录终止子，使 mRNA 有效翻译的 Shine-Dalgarno（SD）序列、信号序列等。按宿主细胞类型，表达载体可分为原核表达载体和真核表达载体。原核表达载体多用于在原核细胞内进行蛋白表达，随后对其进行纯化；而真核表达载体则常用于在真核细胞内表达目的基因，以实现对细胞内某些生物过程的调控。

大肠埃希菌是进行原核表达最常用的系统。由于其具有遗传图谱明确、培养容易、产量高、成本低等特点，因此成为异源蛋白/重组蛋白表达的首选系统。根据需要表达的蛋白大小、蛋白量及蛋白活性等因素，可选择不同的大肠埃希菌系统和表达条件。

通常表达质粒不应使外源基因持续处于转录和翻译状态，因为某些外源蛋白对宿主细胞是有毒的，外源蛋白的过量表达将影响细菌的生长。因此，宿主细胞的生长和外源基因的表达分为 2 个阶段：先实现宿主细胞的迅速生长，以获得足够数量的细胞；再启动外源基因的高效表达，产生大量目的基因的表达产物。在原核基因表达调控中,阻遏蛋白与操纵基因系统起着重要的开关调节作用,当阻遏蛋白与操纵基因结合时,将阻止基因的转录。加入诱导物后,其与阻遏蛋白结合,解除阻遏,从而启动基因转录。

根据表达载体的不同,外源基因表达常采用化学诱导与温度诱导 2 种方法:

(1) 化学诱导。pET 系统的一个重要优点是在非诱导条件下,可以使目的基因完全处于沉默状态而不转录。乳糖的存在可解除这种阻遏。异丙基 – β-D – 硫代半乳糖苷 (isopropylthio-β-D-galactoside, IPTG) 是 β – 半乳糖苷酶底物类似物,具有很强的诱导能力,能与阻遏蛋白结合,使操纵子游离,诱导 T7 启动子转录,从而使外源基因被诱导而高效表达。

(2) 温度诱导。当用 P_L 或 P_R 启动子构建表达质粒时,P_L 或 P_R 启动子受 λ 噬菌体 *cI* 基因的负调控,*cI* 基因产生的阻遏蛋白结合在操作基因上,阻止转录的进行。当在 28 ~ 32 ℃条件下培养时,该突变体产生有活性的阻遏蛋白,阻遏 P_L 或 P_R 转录,使细菌大量生长;在获得足够量菌体后,使温度上升至 42 ℃,造成阻遏蛋白失活,P_L 或 P_R 解除阻遏,启动外源基因的高效转录和表达,从而合成大量有价值的外源蛋白。pBV211 的基因表达是受温度控制的,在 42 ℃条件下可以诱导外源基因大量表达。

本实验使用 IPTG 化学诱导方法,对转化至 BL21 细胞的重组子进行表达诱导。本实验的时间记录于表 5.1。

表 5.1 时间记录

步骤	所需时间	时间记录
转化 BL21 细胞获得转化子	1.5 h	
转化子的扩大培养	12 h	
诱导表达	14 ~ 16 h	
电泳样品制备	1.0 ~ 1.5 h	

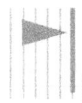

实验设备

移液器、恒温水浴箱、恒温摇床、微生物培养箱、三角涂布棒、10 cm 培养皿、台式大型离心机、核酸蛋白分析仪、超声破碎仪、蛋白电泳仪、恒温水浴锅。

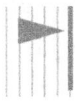
实验材料与试剂

1. 材料

pET-28a/pGEX 空载质粒、pET-28a-EGFP/pGEX-EGFP 重组质粒（实验三所得）、大肠埃希菌 BL21 感受态细胞、考马斯亮蓝染色液、脱色液、1.5 mL EP 管及 EP 管架、定时器。

2. 试剂和溶液

（1）LB 液体培养基、卡那霉素（Kana）、氨苄霉素（Amp）、空载质粒及重组质粒。

（2）100 mmol/L IPTG：2.38 g IPTG 溶于 100 mL 去离子水中，用 0.22 μm 滤器过滤除菌。分装成小份（每份 1 mL），于 -20 ℃保存。

（3）2×SDS 上样缓冲液：取 10 mL 1 mol/L Tris（pH 6.8）、40 mL 10% SDS、20 mL 甘油、12 mL β-巯基乙醇、0.04～0.08 g 1% 溴酚蓝，ddH$_2$O 补足至 100 mL，于 4 ℃保存。

（4）1×磷酸盐（phosphate buffer saline，PBS）溶液：称取 8.0 g NaCl、0.2 g KCl、3.58 g Na$_2$HPO$_4$·12H$_2$O、0.2 g KH$_2$PO$_4$，溶于 1 L ddH$_2$O。

（5）标准蛋白 Marker。

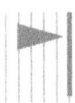
实验步骤

1. 转化大肠埃希菌 BL21 获得转化子

（1）将 20～60 ng EGFP 重组质粒加入 50～100 μL BL21 感受态细胞中，另设对照组同法转化空载质粒 pET-28a/pGEX 作为空白对照（在超净工作台中操作）。轻轻混匀混合物，冰浴 30 min。

（2）将质粒-感受态细胞混合液置于 42 ℃水浴中热激 60 s。在这期间不要晃动混合液。热激后将混合液立即置于冰上，冰浴 2 min。

（3）在 EP 管中加入 400 μL 不含抗生素的 LB 液体培养基（在超净工作台中操作），置于 37 ℃摇床中，150 r/min 温和震荡 1 h。

（4）对菌液进行离心，6 000 r/min，室温下离心 2 min。

（5）弃去 300 μL 上清液，使用剩余的上清液重悬剩余的菌体沉淀（需要重悬完全且用移液器吹匀，菌体沉淀会影响菌落形成；必须使用含相应抗生素的 LB 固体培养基平板）。将重悬液转移至含相应抗生素的 LB 固体培养基平板上，用涂布棒均匀涂布重悬液。平板正置于 37 ℃细菌培养箱中，使菌液吸收（在超净工作台中操作）。

（6）1 h 后将平板倒置，37 ℃下培养过夜（14～16 h）。

2. 转化子的扩大培养

（1）次日，挑取数个空载质粒转化子和重组质粒转化子菌落，分别接种到 100 mL 含相应抗生素（50 μg/mL）的 LB 液体培养基中，置于 37 ℃、230 r/min 条件下，振荡培养至对数生长期。（OD_{600} 值为 0.6～0.8 即到达对数生长期；需要在超净工作台中操作，全程避免细菌污染。）

（2）保菌：于超净工作台中分别取 500 μL 重组质粒转化子培养液和空载质粒转化子培养液，各加入 500 μL 50%甘油，于 -80 ℃保存。

（3）吸取 1 mL 转化子培养液作为 IPTG 诱导前的对照，以 10 000 r/min 离心 1 min，弃上清液，保留菌体沉淀，于 -20 ℃保存（样品编号分别为样品①、空载①）。

3. IPTG 诱导 EGFP 重组蛋白表达

（1）在 100 mL 转化子培养液中加入 IPTG，终浓度为 0.5 mmol/L，置于 190 r/min、16 ℃条件下，振荡培养过夜（约 16 h）。

（2）IPTG 诱导完成后，各取出 1 mL 作为 IPTG 诱导后的样品，以 10 000 r/min 离心 1 min，弃上清液，保留菌体沉淀，于 -20 ℃保存。（样品编号分别为样品②、空载②。）

（3）其余培养液在 4 ℃条件下，4 000 r/min 离心 20 min，弃上清液，保留菌体沉淀。（菌体沉淀若暂不进行纯化，可置于 -20 ℃下保存不超过 1 周。）

4. EGFP 重组蛋白表达产物的收集

（1）向空载①、空载②、样品①和样品②中分别加入 500 μL 预冷的 PBS 重悬菌体，10 000 r/min 离心 1 min，洗涤，回收菌体沉淀，并加入 500 μL PBS 重悬。

（2）取 10 μL 样品②作为菌体总蛋白，标记为样品③（裂解前样品）。

（3）剩余的样品②进行冰浴超声破碎（功率 200～300 W，超声 2 min，共 5 次；超声过程须全程冰浴；超声探头置于溶液中间，离液面一定距离，且不触碰管底、管壁；超声过程中避免样品起泡），10 000 r/min、4 ℃离心 5 min，收集上清液（含可溶性蛋白），标记为样品④（破碎后上清样品）。将沉淀用 500 μL PBS 重悬（含包涵体），标记为样品⑤（破碎后沉淀样品）。

（4）分别取 10 μL 样品①、样品③、样品④、样品⑤和空载①、空载②，加入 10 μL 2×SDS 上样缓冲液，100 ℃煮沸 10 min。（蛋白样本若暂不进行检测，可置于 4 ℃下短暂保存。）

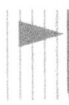
实验结果与分析

根据 OD_{600} 值分析 EGFP 重组转化子是否成功扩大培养。观察 IPTG 诱导后的菌液及菌体颜色变化，初步分析 EGFP 重组蛋白是否成功被诱导表达。

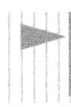
注意事项

（1）转化后的大肠埃希菌接种浓度不宜过高，应少量接种，在 37 ℃下培养，使大肠埃希菌自然进入对数生长期（OD_{600} 值为 0.6～0.8）。如果一开始的接种量较大，OD_{600} 值直接达到 0.6 或以上，此时的 OD_{600} 值不能反映细菌的生长状态。

（2）转化子的扩大培养过程中，需要不定期观察大肠埃希菌的生长状态，菌液 OD_{600} 值是否已达到目标。大肠埃希菌菌液的 OD_{600} 值大约 2 h 翻一倍（如 0.2 增加至 0.4），可用于培养时间的辅助判断。

（3）扩大培养过程中，若首次测 OD_{600} 值时 OD_{600} 值 > 0.8，此时细菌状态不适于进行后续的诱导表达操作，需要重新抽取一小部分菌液至新鲜 LB 液体培养基中进行扩大培养。

（4）进行超声破碎时，容易引起样品过热而使蛋白变性失活。因此，超声过程中，须将样本置于冰浴中。超声完成后，务必将蛋白样品置于冰浴环境中，以避免蛋白降解。

（5）不同重组蛋白具有不同的最适诱导条件，当蛋白产量低时，可适当调整诱导温度、IPTG 浓度、诱导时间和诱导起始浓度等参数。

（6）IPTG 诱导前也有目的蛋白的少量表达，这可能是由于目的蛋白的本底表达。应该选择其他启动子或感受态细胞，或在培养基内添加葡萄糖，严格控制蛋白表达水平。

（7）由于被转化的受体菌有自身的蛋白质，而且表达的产物条带可能与宿主的蛋白质条带重叠，设立相应的对照组是必须的。通过与对照组进行比较，可发现实验组新增条带或浓度增加的条带。

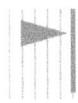思考题

（1）如何选择 IPTG 的工作浓度？

（2）IPTG 的诱导时间在什么范围内比较合适？如果诱导时间过长（>24 h），会有什么结果？

（3）超声破碎菌体时，为什么要冰浴？

（4）如何判断超声破碎菌体是否完全？

（5）为什么收集菌体与超声破碎菌体后分离上清液和沉淀时，所用离心转速不一样？

（6）用原核生物表达真核基因时，原核生物表达出有活性的真核蛋白的影响因素有哪些？如何克服这些影响？

（7）如果目的蛋白为不可溶性表达，原因可能有哪些？应如何解决这些问题？

（8）用原核生物表达真核基因时常常会形成包涵体，在这种情况下可采取什么措施来减少包涵体的形成？

（9）影响外源基因在受体菌表达的因素有哪些？

实验六　十二烷基硫酸钠聚丙烯酰胺凝胶电泳

实验目的

（1）掌握十二烷基硫酸钠聚丙烯酰胺凝胶电泳（sodium dodecyl sulfate-polyacrylamide gel electrophoresis，SDS-PAGE）的基本原理及实验操作。

（2）掌握利用 SDS-PAGE 检测 EGFP 重组蛋白的可溶性及表达水平的方法。

实验原理

1. SDS-PAGE 概述

SDS-PAGE 主要用于分离蛋白质和测定蛋白质亚基相对分子质量。聚丙烯酰胺凝胶是由丙烯酰胺（acrylamide）和 N,N′-甲叉双丙烯酰胺（N,N′-methylenebisacrylamide）在引发剂过硫酸铵（ammonium persulphate，APS）和增速剂 N,N,N′,N′-四甲基乙二胺（N,N,N′,N′-tetramethylethylenediamine，TEMED）作用下发生聚合，丙烯酰胺单体聚合成长链，甲叉双丙烯酰胺通过双功能基和长链末端自由功能基交联成网状结构而成。凝胶的孔径大小等特征由丙烯酰胺单体浓度和聚合条件决定。

根据是否使用变性剂，聚丙烯酰胺凝胶电泳（PAGE）可分为天然 PAGE 和变性 PAGE；根据凝胶浓度的选择，可分为连续 PAGE 和不连续 PAGE。连续 PAGE 是指使用相同的凝胶浓度和缓冲系统进行电泳，此过程 pH 恒定。连续 PAGE 分辨率低，因无浓缩胶对样品进行浓缩，加样时必须加成一条极窄的带，一般较少使用。不连续 PAGE 是指使用不同凝胶浓度和缓冲系统的电泳。不连续 PAGE 的凝胶由浓缩胶和分离胶组成，因为浓缩胶可以对样品进行浓缩，使不连续 PAGE 分辨率较高，所以其是目前应用广泛的技术。本实验介绍的 SDS-PAGE 属于变性不连续 PAGE。

SDS-PAGE 中同时存在 SDS 和强还原剂。其中，SDS 是一种阴离子去污剂，可以在 SDS-PAGE 中作为变性剂和助溶剂，断裂分子内和分子间的氢键和疏水键，使分子去折叠，破坏蛋白质分子的二级和三级结构，增强蛋白质溶解性。强还原剂，如 β-巯基乙醇和二硫苏糖醇（dithiothreitol，DTT），能使半胱氨酸残基之间的二硫键断裂，使蛋白质分子解聚为多肽链。在 SDS-PAGE 样品和凝胶中加入 SDS 与强还原剂后，蛋白质分子被解聚成单个亚基。解聚后的氨基酸侧链与 SDS 充分结合形成带有负电荷的蛋白质－SDS 胶束，其所带的负电荷大大超过了蛋白质原有的电荷量，这就消除了不同分子之间原有的电荷差异，使蛋白质分子的电泳迁移不再受蛋白质原有电荷和形状的影响，而主要取决于蛋白质或亚基相对分子质量的大小。SDS、β-巯基乙醇和 DTT 等与蛋白质反应需要一定时间，准备电泳样品时，加上样缓冲液后需要置于沸水浴中 5～10 min，以加速蛋白质的解离及 SDS 与蛋白质的结合。此外，上样缓冲液中含有甘油，能在加样时帮助蛋白质样品沉降。溴酚蓝则作为电泳前沿指示剂。（图 6.1）

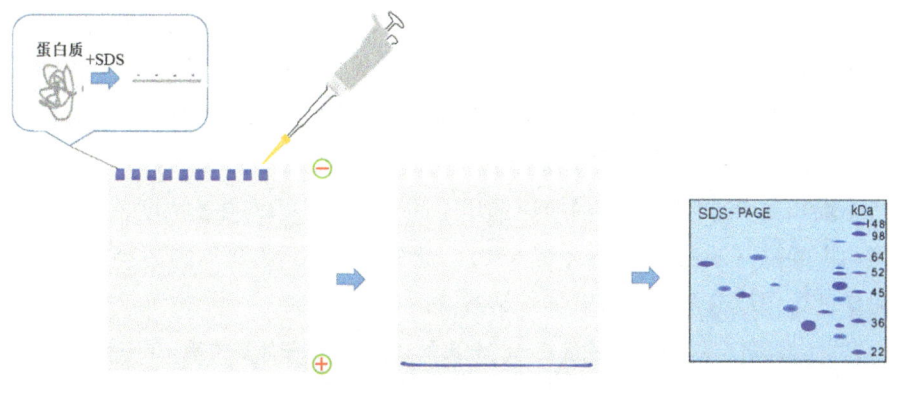

将样品加入凝胶加样孔　　电泳至溴酚蓝到达凝胶底部　　考马斯亮蓝染色后观察结果

图 6.1　蛋白质电泳示意

2. SDS-PAGE 的特征

（1）浓缩效应。在不连续 PAGE 中，样品先在大孔径浓缩胶中进行迁移，从而被浓缩至一极窄的区带。以 pH 6.8 的 Tris-HCl 缓冲液制备浓缩胶，Tris－甘氨酸缓冲液为电泳液的体系为例进行说明。在浓缩胶中，氯离子泳动较快，甘氨酸泳动较慢，而蛋白质分子的泳动率介于两者之间。电泳过程中，氯离子先导、甘氨酸尾随，形成一个含有电压差的区域，并在后方留下一个导电性较低、范围极窄的区带。当甘氨酸、氯离子与蛋白样品一同进入浓缩胶时，氯离子与甘氨酸所形成的区带会使蛋白质分子堆积，浓缩至一狭窄的区带中。此时，蛋白质在移动界面中的浓缩效果取决于样品和浓缩胶中 Tris-HCl 缓冲液浓度，而与样品中蛋白质的最初浓度无关。

（2）分子筛效应。选用 pH 8.8 的 Tris-HCl 缓冲液制备分离胶，分离胶的 pH 与甘氨酸的 pKa 接近，导致甘氨酸大量解离。当蛋白质由浓缩胶进入分离胶时，pH 升高、凝胶孔径变小。此时，甘氨酸的有效泳动率增加，使它越过蛋白质并直接在氯离子后移动，因此蛋白质不再局限于在氯离子与甘氨酸所形成的狭窄区带中泳动，而是在均一的电场强度和 pH 条件下通过一定孔径的分离胶。凝胶孔径变小会使蛋白质分子的迁移率随之减小，当蛋白质的相对分子质量或构型不同时，通过分离胶所受到的摩擦力和阻滞程度也会不同，最终表现出的迁移率也不相同，此现象即分子筛效应。

（3）电荷效应。不同蛋白质中带有数量各异的氨基与羧基，因此会在不同 pH 下带有不同的电荷。为了使蛋白质在电泳过程中的迁移率只与蛋白分子量相关，需要在上样前进行一些处理：在样品中加入含有 SDS 和 β-巯基乙醇的上样缓冲液，以断开蛋白质的氢键与二硫键，破坏蛋白质的二级与三级结构；经过高温处理后，蛋白质完全变性并解聚，最终形成棒状结构并带上负电荷。电泳过程中，带负电荷多者迁移快，反之则慢。

3. SDS-PAGE 凝胶浓度的选择

不同相对分子质量的蛋白质应选用不同的 SDS-PAGE 凝胶浓度，而凝胶浓度由丙烯酰胺的浓度决定（表6.1）。此外，SDS-PAGE 不同的凝胶浓度所对应的蛋白质分辨率也有差异（表6.2）。

表6.1　丙烯酰胺浓度与被分离蛋白质相对分子质量关系

丙烯酰胺/%	2～5	5～10	10～15	15～20	20～30
蛋白质相对分子质量/kDa	>500	100～500	40～100	10～40	<10

表6.2　聚丙烯酰胺凝胶的蛋白质分辨率

凝胶浓度/%	蛋白质分子量/kDa
5.0	57～212
7.5	36～94
10.0	16～68
15.0	12～43

本实验的时间请记录于表6.3。

表6.3 时间记录

步骤	所需时间	时间记录
制胶	2 h	
蛋白质电泳	2 h	
考马斯亮蓝染色	1 h	
脱色液脱色	2 h	

实验设备

蛋白质凝胶垂直电泳系统，10 μL、100 μL、1 mL 移液枪各一把，制胶架，台式离心机，水浴锅，脱色摇床，蛋白凝胶成像系统。

实验材料与试剂

1. 材料

10 μL、100 μL、1 mL 枪头，50 mL EP 管，电泳玻板，滤纸，100 mL 量筒，500 mL 量杯，样品①、样品③、样品④、样品⑤和空载①、空载②（由实验五所得）。

2. 试剂

（1）30% 丙烯酰胺：称取 29 g 丙烯酰胺、1 g 甲叉双丙烯酰胺，用 ddH_2O 溶解并定容至 100 mL，4 ℃下在棕色瓶中可保存 1 个月。

（2）10% APS：1 g APS 溶于 ddH_2O 并补足体积至 10 mL，分装至 1.5 mL EP 管中，于 −20 ℃ 可保存 1 年，于 4 ℃ 可保存 1 周。

（3）10% SDS：10 g SDS 溶解在 80 mL ddH_2O 中，完全溶解后用 ddH_2O 补足体积至 100 mL，室温保存。

（4）浓缩胶缓冲液（1 mol/L Tris-HCl 缓冲液，pH 6.8）：12.12 g Tris 溶解在 80 mL ddH_2O 中，用浓 HCl 调整 pH 至 6.8，用 ddH_2O 补足体积至 100 mL，于 4 ℃ 保存。

（5）分离胶缓冲液（1.5 mol/L Tris-HCl 缓冲液，pH 8.8）：18.16 g Tris 溶解在 80 mL ddH_2O 中，用浓 HCl 调整 pH 至 8.8，ddH_2O 补足体积至 100 mL，于 4 ℃ 保存。

（6）TEMED（99% 生物技术级）：储存于棕色瓶中 4 ℃ 保存。

(7) 蛋白 Marker：于 –20 ℃ 分装保存。使用前可先离心，将管壁上的液滴离心下来以减少体积损耗。

(8) 10×电泳缓冲液：称取 30.3 g Tris、144.3 g 甘氨酸、10 g SDS，用 ddH$_2$O 溶解并定容至 1 000 mL，于室温保存。工作液以 1∶10 稀释后使用（30 mL 稀释至 300 mL 使用；一大组配制 1 瓶）。

(9) 考马斯亮蓝染色液：40% 乙醇、10% 冰醋酸、0.5 g 考马斯亮蓝，加 ddH$_2$O 配制成 1 L 的溶液，于室温保存，防止挥发。

(10) 脱色液：40% 乙醇、10% 冰醋酸，加 ddH$_2$O 配制成 1 L 的溶液，于室温保存，防止挥发。

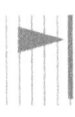

实验步骤

1. 制胶

(1) 洗板与装板：选择厚 1.0 mm 的电泳玻板，用自来水冲洗干净后，再用 ddH$_2$O 冲洗，此时玻板应不挂水珠，室温晾干或烘箱烘干。将大小不同的两块玻板对齐，装入玻板夹，注意将两玻板底部对齐。夹好玻板夹后，将玻板卡上制胶架。（在注胶前应先验漏，具体方法为：将 ddH$_2$O 注入玻片之间的缝隙至液面稍高于短玻板，等待片刻后观察液面是否会下降，若液面无明显变化则认为玻板不会漏液，否则应重新安装玻板至不漏液为止。）

(2) 分离胶的配制：分离胶浓度根据所要分离的蛋白质的相对分子量选择（表 6.1），配制的分离胶体积由凝胶厚度决定（如厚度为 1.0 mm 的凝胶需要配制 10% 分离胶时，配制的分离胶体积为 10 mL）。不同浓度分离胶配方见附录一中附表 1.27。（配制时，APS 和 TEMED 最后加入；完成配制的分离胶应迅速混匀；制胶及混匀过程均应尽量避免气泡的产生。）

(3) 分离胶灌胶：将混匀的分离胶沿玻板壁小心加入两玻板之间，液面至短玻板顶端约 1.5 cm 处即可。完成灌胶后，在凝胶上覆盖一层 ddH$_2$O 以隔离空气，并使凝胶表面变得平整。室温静置 20 ~ 30 min，直至胶层和水层之间出现一个清晰的界线。[混匀后的分离胶应尽快倒入玻板中。若灌胶过程中发现溶液中已出现部分凝固（凝胶状沉淀），应洗净玻板并重新配制分离胶。灌胶过程应尽量避免气泡产生，并观察是否漏胶。]

(4) 去除水层：倒去分离胶上面的水层，用滤纸吸尽残留的液体。（滤纸不触及胶层。）

(5) 浓缩胶的配制：配制 2 mL 5% 浓缩胶（浓缩胶配方见附录一中附

表 1.28）。（配制时，APS 和 TEMED 最后加入；完成配制的浓缩胶应迅速混匀；制胶及混匀应过程均尽量避免气泡的产生。）

（6）浓缩胶灌胶：将配制好的浓缩胶迅速沿玻板壁小心加在分离胶上方，至短玻板顶端。在浓缩胶中插入与凝胶厚度相匹配的梳子，梳子齿的底部应与玻板的顶端平齐。室温静置 30 min 至凝胶聚合。[梳子应选择与凝胶厚度相匹配的规格，梳子齿数量根据待测样本数及上样量而决定；灌胶及梳子插入过程中，均应小心避免混入气泡，若出现气泡，尽快用移液枪将其吸除；灌胶过程中如果发现溶液中已出现部分凝固（凝胶状沉淀），应洗净玻板并重新制胶（重复制胶步骤）。]

（7）凝胶完全凝固后即可用于电泳。（若不立即进行电泳，可用保鲜膜包好整个玻板，加入少量 ddH_2O 防止胶体脱水，于 4 ℃保存 1～2 天。）

2. **制样**

详见实验五，"实验步骤 4. EGPG 重组蛋白表达产物的收集"。

3. **电泳**

（1）胶的准备：将胶板放入电泳内芯中，在电泳内芯中添加 300 mL 1×电泳缓冲液。双手轻轻拔出梳子，尽量保证双手力度及梳子拔出速度一致，避免破坏加样孔。（①胶板装入电泳内芯时应注意胶板方向，短板向内、长板向外，且短板边缘对准电泳内芯凹槽，以减少漏液的发生。②胶板之间所用的电泳缓冲液须现配，不建议使用回收的电泳缓冲液，而胶板外侧可使用回收的电泳缓冲液。③胶板之间的电泳缓冲液液面与凝胶的最上端相切，而胶板外的电泳缓冲液液面与电泳槽上的外部指示线相切即可。④拔梳子时注意双手用力均匀，否则容易出现加样孔歪斜、宽度不一的情况。若加样孔发生歪斜或变形，可使用细长的枪头小心将歪斜的加样孔扶正。⑤完成电泳缓冲液的添加后，应检查所有加样孔中是否存在气泡。若加样孔的气泡未排除就开始加样操作，容易导致样品外溢。）

（2）上样：使用微量移液器在不同泳道的上样孔中分别加入 4 μL 蛋白 Marker 和 10 μL 蛋白样品（由实验五所得）。记录加样顺序。（每加一个样品须更换枪头，以防止样品间的交叉污染；样品加完后，若有剩余的加样孔，应加入等体积的 2×SDS 加样裂解缓冲液平衡，以减少条带变形；加样后应尽快电泳，防止样品扩散。）

（3）电泳：将电泳槽与电泳仪相接，正极（红色）接下槽。打开电源，恒压 80 V 进行电泳。当溴酚蓝前沿到达分离胶时（即到达分离胶和浓缩胶之间的一个可见界线），将电压调整至恒压 120 V，继续电泳直至溴酚蓝到达分离胶底部,即可结束电泳。(注意将电泳槽与电泳仪同极相接;电泳过程中,应留意胶板间的缓冲液是否漏液,若漏液应及时补充;电泳过程中留意溴酚蓝的位置,避免溴酚蓝电泳至分离胶外。)

4. 染色和脱色

(1) 卸胶:取出电泳支架,小心取出玻板,并用专门的小塑料铲轻轻撬开玻板。小心取出凝胶,并在凝胶右下角切去一个小角以标记位置。(卸胶时要动作轻柔并保持凝胶湿润,防止弄碎或弄破凝胶;完成电泳后,胶板之间的电泳缓冲液可回收,并可在下次电泳时用于胶板外侧的缓冲体系中,回收的电泳缓冲液可重复使用1~2次。)

(2) 凝胶染色:用清水轻轻冲洗凝胶,去除剩余的电泳缓冲液。将凝胶放入干净的胶盒中,加入考马斯亮蓝染色液(完全没过凝胶即可),置于摇床上,最小转速室温染色过夜。(染色过程中应避免凝胶贴底。若摇床转动状态下的凝胶仍贴底,可添加适量考马斯亮蓝染色液,使凝胶上浮,均匀染色。若考马斯亮蓝染色液出现沉淀,过滤沉淀后方可继续使用。)

(3) 凝胶脱色:将凝胶从染色液中取出,放入脱色液中,置于摇床上室温脱色。中途更换2~3次脱色液,直至凝胶中可观察到明显的蓝色蛋白条带时,可停止脱色。(脱色时,摇床转速为110~140 r/min。脱色液经活性炭吸附有色杂质后可回收利用,脱色液与染色液回收时须用滤纸除去颗粒状杂质。)

(4) 凝胶成像:将脱色完毕的凝胶置于凝胶成像系统,拍照记录结果。

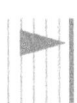

实验结果与分析

SDS-PAGE 检测 EGFP 重组蛋白的表达。通过计算 EGFP 蛋白分子量,在凝胶中确定目的蛋白条带所在的位置;通过目的蛋白在不同样本中的蛋白量差异,分析目的重组蛋白的表达水平及可溶性。

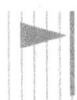

注意事项

(1) 未聚合的丙烯酰胺、N,N′-甲叉双丙烯酰胺均有神经毒性,操作时要避免皮肤接触和呼吸道吸入。

(2) β-巯基乙醇有刺激性臭味,吸入或通过皮肤吸收均可致伤,建议在通风橱中进行操作。

(3) TEMED 有刺激性臭味且有毒性，操作时要避免吸入，必须在通风橱中进行操作。

(4) 配制分离胶及浓缩胶溶液时，先将除 APS 和 TEMED 外的试剂均匀混合。加入 APS 和 TEMED 后，胶溶液将迅速发生聚合，因此应快速地旋转混匀并加入玻板间。如果操作过慢，在灌胶过程中发现溶液中已存在凝胶状沉淀，应重新制胶。

(5) 10% APS 建议现配现用，或于 4 ℃保存，并在 2 周内用完，最多不能超过 1 个月。在 -20 ℃条件下可保存 2 个月，但一旦解冻后应尽快用完。

(6) 考马斯亮蓝染色法适用于蛋白质含量高于 100 ng 的样本的检测，操作容易，但灵敏度较差。蛋白量较低时，可使用银染法检测，其灵敏度较高，通常认为比考马斯亮蓝染色法高 50～100 倍，可检测蛋白质含量为 2 ng 的样本。

常见问题与对策

(1) 用力不均使加样孔的凝胶歪斜：可用加样专用细枪头插入加样孔中纠正，但要避免枪头顶端刺入胶内而破坏凝胶。

(2) 电泳中常见异常现象的原因及对策：

A. 条带呈笑脸状：凝胶不均匀冷却导致上样孔中间凝固不充分。制胶时应尽量避免移动制胶架；配制分离胶后，待分离胶充分凝固（即看到明显的分界线）后再进行浓缩胶的配制。

B. 条带呈皱眉状：可能是由于制胶装置组装不当，特别是当凝胶和玻璃挡板底部有气泡或两边贴合不完全时更加明显。制胶时应当格外注意玻璃板间的贴合程度，避免产生气泡。

C. 条带出现纹理（纵向条纹）：样品中含有不溶性颗粒。上样前应确保样品充分溶解。

D. 条带偏斜：电极不平衡或者加样位置偏斜。应保证电泳过程中电泳槽内的电泳缓冲液不渗漏。

E. 条带两边扩散：加样量过多。应控制上样量。

F. 条带拖尾：样品溶解效果不佳或分离胶浓度过大。可在加样前适当离心、选择适当的样品缓冲液、加适量样品促溶剂。若电泳缓冲液放置时间过长则应重新配制，适当降低凝胶浓度。

G. 条带两边翘起，中间凹下：由凝胶中间部分凝固不均匀引起，多出现于较厚的凝胶中。应待其充分凝固再做实验。

H. 条带两边向下，中间凸起：由两板之间的上样孔底部间隙气泡未排除干净所致。开始电泳前务必确认上样孔中的气泡已完全排除。

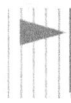思考题

（1）为什么在 SDS-PAGE 胶体和样品中均加入 SDS？
（2）如何理解分子筛效应分离蛋白质的原理？
（3）蛋白质上样缓冲液中各种试剂的作用是什么？
（4）SDS-PAGE 凝胶中各成分的作用是什么？
（5）SDS-PAGE 能否用于核酸电泳？
（6）如何提高凝胶电泳的分辨率？
（7）电泳时电流过低的可能原因是什么？
（8）什么情况下会使用非变性 PAGE？

实验七　重组蛋白的分离与纯化

实验目的

(1) 掌握亲和纯化技术分离重组蛋白的基本原理及实验方法。
(2) 了解超声破碎仪、pH 计、紫外检测仪的工作原理。

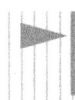

实验原理

重组蛋白经 IPTG 诱导表达后,其分离和纯化的一般流程是:①清洗菌体。离心收集菌体,除去培养基。再用裂解缓冲液重悬菌体后离心,去除残留培养基。②可溶性蛋白质的获得。裂解细胞,并离心分离可溶性和不可溶性的蛋白质。③分离纯化。通过盐析沉淀、层析、蛋白标签亲和纯化等方法对可溶性的重组蛋白进行分离纯化,以获得纯度较高的目的蛋白产物。其中,亲和纯化是利用待分离物质与其配体之间的特异亲和力,达到分离目的蛋白的一类常用的纯化技术。镍离子亲和层析和谷胱甘肽硫转移酶(glutathione S-transferase,GST)亲和层析是两类最常用的亲和纯化方法。

1. 镍离子亲和层析

组氨酸(His)可以螯合镍离子(Ni^{2+})等过渡金属离子。当重组蛋白带有 6×His 标签时,可利用其特异性结合至镍离子亲和层析凝胶[镍-氨三乙酸(Ni-nitrilotriacetic acid,Ni-NTA)]的特性,将目的蛋白与杂蛋白分开,从而达到纯化蛋白的目的。咪唑(imidazole)可以竞争性结合 Ni^{2+}。带有 6×His 标签的重组蛋白进行镍离子亲和层析时,可在缓冲液中添加低浓度咪唑,以有效减少非目的蛋白结合到 Ni-NTA 上(非特异性结合)。由于目的蛋白与 Ni^{2+} 结合较牢固,低浓度咪唑不易把目的蛋白洗脱下来。当高浓度咪唑存在时,能将目的蛋白从 Ni-NTA 上置换出来,实现洗脱,最终得到纯度较高的目的蛋白。

2. GST 亲和层析

GST 是体内生物转化最重要的代谢酶之一。GST 含有 211 个氨基酸（约 26 kDa），为常见的标签蛋白之一，可增加重组蛋白的可溶性。谷胱甘肽是 GST 的底物，两者可特异性结合。在层析柱中，凝胶填料通过巯基（—SH）与谷胱甘肽结合，然后利用 GST 与谷胱甘肽之间酶和底物的特异性作用力，使得带 GST 标签的融合蛋白能够与凝胶上的谷胱甘肽结合，从而将带 GST 标签的蛋白与其他蛋白分离开（图 7.1）。GST 标签可通过凝血酶（PreScission 蛋白酶，酶切位点序列为 CTGGAAGTTCTGTTCCAGGGGCCC）从目的蛋白上除去，其位点特异性酶切可在带 GST 标签的蛋白与填料中的谷胱甘肽结合时使用凝血酶进行，也可在 GST 重组蛋白洗脱之后再进行。

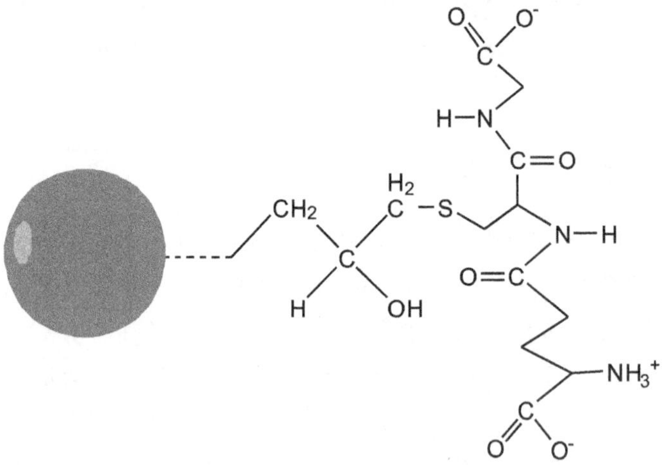

图 7.1 谷胱甘肽琼脂糖凝胶珠

3. 透析

在纯化蛋白的过程中，用到了大量的咪唑及盐类，这会影响后续的单克隆抗体制备，因此需要进行透析操作，去除高浓度的盐。透析是利用半透膜进行的一种选择性扩散操作：蛋白质是大分子，无法透过半透膜，而咪唑等小分子可以透过半透膜，由高浓度向低浓度进行扩散，直至膜两侧渗透压达到平衡。透析时，通常将半透膜制成袋状，将生物大分子样品溶液置入袋内，并将此透析袋浸入水或合适的缓冲液中。完成透析后，样品溶液中的生物大分子（如蛋白质）被截留在袋内，而盐等小分子物质不断扩散透析到袋外，直至袋内外的溶液浓度达到平衡。保留在透析袋内未透析出的样品溶液称为保留液，袋外的溶液称为渗出液或透析液。

本实验的时间请记录于表 7.1。

表 7.1 时间记录

实验	步骤	所需时间	时间记录
方法一：镍离子亲和层析纯化 6×His-EGFP 重组蛋白	可溶性重组蛋白的获得	2 h	
	镍离子亲和层析分离重组蛋白	2 h	
	SDS-PAGE 分析	4 h	
	透析	16～18 h	
	目的蛋白样品的浓缩与保存	2～4 h	
方法二：GST 亲和层析纯化 GST-EGFP 重组蛋白	可溶性重组蛋白的获得	2 h	
	GST 亲和层析分离重组蛋白	20 h	
	SDS-PAGE 分析	4 h	
	目的蛋白样品的浓缩与保存	2～4 h	

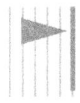

实验设备

高速冷冻离心机及配套离心管、超声破碎仪、磁力搅拌器、微波炉、烧杯、pH 计、亲和层析柱（Ni-NTA 柱、GST 柱）、铁架台、自动上样装置、紫外检测仪、蛋白电泳仪、脱色摇床、酶标仪。

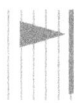

实验材料与试剂

1. 材料

大肠埃希菌菌体（实验五所得）、1 mL Ni-NTA 或 GST 4FF 预装重力柱、Q-Sepharose™ 离子交换层析介质、50 mL 离心管、烧杯、1.5 mL EP 管及 EP 管架、透析袋、超滤管。

2. 试剂

（1）EGFP 裂解液（lysis buffer）：300 mmol/L NaCl（5 mol/L 储存液）、50 mmol/L NaH_2PO_4（1 mol/L 储存液，pH = 8.0）、0.2 mmol/L 苯甲基磺酰氟（phenylmethylsulfonyl fluoride，PMSF）（PMSF 储存液使用异丙醇配制；附表 2.1）。

（2）镍离子亲和层析结合缓冲液（Ni-binding buffer）：EGFP 裂解液、20 mmol/L 咪唑（1 mol/L 咪唑储存液，pH 8.0）。

（3）镍离子亲和层析洗脱缓冲液（Ni-elution buffer）：EGFP 裂解液、

100 mmol/L 咪唑（1 mol/L 咪唑储存液，pH 8.0）。

（4）GST 亲和层析结合缓冲液（GST-binding buffer）：同 EGFP 裂解液。

（5）GST 亲和层析洗脱缓冲液（GST-elution buffer）：EGFP 裂解液、50 mmol/L 还原性谷胱甘肽（pH 8.0）。

（6）透析袋洗涤液：1 mmol/L EDTA-Na_2、2% $NaHCO_3$ 溶液。

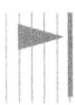

实验步骤

方法一：镍离子亲和层析纯化 6×His-EGFP 重组蛋白

1. 可溶性重组蛋白的获得

（1）清洗菌体：用 4～5 倍体积的预冷 PBS 重悬菌体（实验五所得），于 4 000 r/min、4 ℃条件下离心 30 min，弃上清液（以去除残余的 LB 液体培养基），收集菌体沉淀。[离心前需要收集 IPTG 诱导样品（详见实验五）。]

（2）菌体重悬：用 20～25 mL 的预冷镍离子亲和层析结合缓冲液重悬菌体，转移至 25 mL 玻璃烧杯中。

（3）超声破碎：冰浴条件下，将超声探头伸入悬浮液内进行超声破碎，强度为 300 Hz，2 min 1 次，共 8 次。[超声探头尽可能靠近烧杯底部但不触底（距离烧杯底部 1 cm 左右）、不碰壁、不靠近液面；超声强度应适中，使溶液不易产生泡沫，以免产生泡沫导致蛋白变性；进行超声过程中检查烧杯是否处于冰浴中，避免超声导致样本过热。]

（4）离心分离可溶性物质：将超声后的菌体裂解液转移至高速冷冻离心机配套的 50 mL 离心管内，12 000 r/min、4 ℃离心 60 min（提前预冷离心机）。

（5）过滤不可溶物质：离心后取上清液，用 0.22 μm 滤膜过滤后转移至干净的 50 mL 离心管中，冰浴待用。分别取 16 μL 上清液和适量沉淀，分别标记为 S（上清液）和 P（沉淀）。（沉淀取样方法：用小枪头戳一下沉淀，取芝麻粒大小即可，放入 16 μL PBS 中重悬。）

2. 镍离子亲和层析分离重组蛋白

（1）仪器准备：用 ddH_2O 将紫外检测仪的基线调零，流空 Ni-NTA 柱内原有的液体，将 Ni-NTA 柱与紫外检测仪相连。用镍离子亲和层析结合缓冲液进行柱平衡，直至紫外检测仪的读数平稳。

（2）上样挂柱：利用自动进样器将过滤后的上清液（含可溶性蛋白）

流经 Ni-NTA 柱进行上样，共上样 2 次。收集 16 μL 从 Ni-NTA 柱流出的液体，加入 4 μL 5 × 蛋白上样缓冲液，标记为 F（流穿液）。

（3）去除非特异性结合蛋白：用预冷的镍离子亲和层析结合缓冲液流经 Ni-NTA 柱进行清洗，使用紫外检测仪检测是否有蛋白信号。当紫外检测仪的基线处于平稳状态时，即表示无蛋白流出，可结束清洗。取 16 μL 流出液留样，标记为 W（洗涤液）。

（4）目的蛋白的洗脱：用预冷的镍离子亲和层析洗脱缓冲液洗脱目的蛋白，使用多个干净的 1.5 mL EP 管接取流出液。当紫外检测仪指示无蛋白信号时，可结束洗脱。（收集洗脱液时要少量多次，避免一次性收集过多的洗脱液，导致洗脱液不纯。）

（5）样本处理：每管样本吸取 16 μL，加入 4 μL 5 × 蛋白上样缓冲液，各样品分别标记为 E_N（N 为流出液管数）。将剩余蛋白样本（目的蛋白样本）置于 4 ℃备用；将已混合蛋白上样缓冲液的样本（SDS-PAGE 样本），置于 100 ℃金属浴中 10 min，随后置于 4 ℃或 -20 ℃备用。

3. **SDS-PAGE 分析（详见实验六）**

（1）将上述步骤所得的 SDS-PAGE 样本各取 10 μL，使用 SDS-PAGE 进行电泳分析。

（2）使用考马斯亮蓝染色法观察凝胶上的条带，合并目的蛋白纯度高的样品，获得纯度较高的目的蛋白溶液，并置于 4 ℃备用。

4. **透析**

（1）准备透析袋：根据上述步骤所合并的蛋白溶液体积，剪取相应长度的透析袋。将透析袋置于 2% NaHCO$_3$、1 mmol/L 乙二胺四乙酸（ethylenediaminetetra-acetic acid，EDTA）（pH 8.0）中煮沸 10 min，随后用蒸馏水彻底洗净透析袋。再置于 1 mmol/L EDTA（pH 8.0）中煮沸 10 min，随后用蒸馏水彻底洗净透析袋。冷却后，在 4 ℃条件下保存于 20% 乙醇中。从此时起，取用透析袋必须戴手套。（一般是将透析袋剪成 10～20 cm 的小段，透析袋所载体积须比溶液体积大 2～5 mL；透析袋不可干透。）

（2）装载蛋白样本：已完成预处理的透析袋，系紧其中一头。将上述步骤所合并的蛋白溶液加入透析袋中，并系紧另一头（加入蛋白样品前应检测透析袋是否漏液；两头系紧的透析袋应留有一定空间，避免透析过程中蛋白溶液体积增大而撑破透析袋）。将两头系紧的透析袋小心沉入装满预冷 ddH$_2$O 的大烧杯中，透析体积比例最少为 1：100。

（3）透析：将大烧杯置于磁力搅拌器上，放入 4 ℃层析柜中搅拌过夜。

（透析袋不应触碰磁力搅拌转子，避免透析袋破损。）

5. 目的蛋白样品的浓缩与保存

（1）清洗超滤管：用超纯水涮超滤管滤膜，随后在样本室（滤膜上方）加入适量超纯水，4 700 r/min、4 ℃下离心 5 min。弃去样本室和超滤管下方的液体。

（2）平衡超滤管：在样本室加入镍离子亲和层析洗脱缓冲液，4 700 r/min、4 ℃下离心 5 min。弃去样本室和超滤管下方的液体。

（3）蛋白浓缩：将完成透析的目的蛋白溶液加入样本室，4 700 r/min、4 ℃下离心适当时长。当样本浓缩至一定体积后，补充目的蛋白溶液，并弃去超滤管下方的液体，继续离心，直至溶液浓缩至约 1 mL。（应提前预冷离心机；离心转速不能超过超滤管所能承受的最大转速，以免滤膜破裂导致蛋白流失。）

（4）测定蛋白浓度：取 1 μL 浓缩后的蛋白溶液，加入 199 μL Quick Start™ Bradford 1 × Dye Reagent，于 490 nm 处检测吸光度并计算蛋白浓度。

（5）目的蛋白的储存：将完成浓缩的蛋白置于 4 ℃短暂保存，或加入 20% ~ 50% 甘油，分装保存于 - 20 ℃条件下。（冻存管上记录蛋白名称、蛋白浓度、纯化日期。蛋白终浓度应根据所加入的甘油体积进行计算。）

方法二：GST 亲和层析纯化 GST - EGFP 重组蛋白

1. 可溶性重组蛋白的获得

（1）清洗菌体：用 4 ~ 5 倍体积的经过预冷 PBS 重悬菌体（实验五所得），于 4 000 r/min、4 ℃条件下离心 30 min，弃上清液（以去除残余的 LB 液体培养基），收集菌体沉淀［离心前需要收集 IPTG 诱导样品（详见实验五）］。

（2）菌体重悬：用 20 ~ 25 mL 的预冷 GST 亲和层析结合缓冲液重悬菌体，转移至 25 mL 玻璃烧杯中。

（3）超声破碎：冰浴条件下，将超声探头伸入悬浮液内进行超声破碎。强度为 300 Hz，2 min 间隔 1 次，共 8 次。［超声探头应尽可能靠近底部但不触底（距离烧杯底部 1 cm 左右）、不碰壁、不靠近液面；产生泡沫会导致蛋白质变性，超声强度应控制在刚好低于溶液产生泡沫的水平；超声过程中检查烧杯是否处于冰浴中，避免超声所导致的样本过热。］

（4）离心分离可溶性物质：将超声后的菌体裂解液转移至高速冷冻离心机配套的 50 mL 离心管内。12 000 r/min、4 ℃下离心 60 min，离心前注意提前预冷离心机。

(5) 过滤不可溶物质：离心后取上清，用 0.22 μm 滤膜过滤后转移至干净的 50 mL 离心管中，冰浴待用。分别取 16 μL 上清液和适量沉淀，分别标记为 S（上清液）和 P（沉淀）。沉淀取样方法：用小枪头戳一下沉淀，取芝麻粒大小即可，放入 16 μL PBS 中重悬。

2. GST 亲和层析分离重组蛋白

(1) GST 柱平衡：流空 GST 柱内原有的液体，取 10 倍柱体积的三蒸水过柱 3 次。随后，用 10 倍柱体积的预冷 GST 亲和层析结合缓冲液过柱 1 次。

(2) 上样挂柱：将过滤后的上清液（含可溶性蛋白）加至已平衡处理的 GST 柱内，轻轻混匀液体与 GST 琼脂糖凝珠。用封口膜密封 GST 柱两端，在 4 ℃下缓慢旋转 3～4 h。

(3) 仪器准备：用 GST 亲和层析结合缓冲液将紫外检测仪的基线调零，将 GST 柱与紫外检测仪相连。

(4) 收集流穿液：将 GST 柱内液体流空，收集 16 μL 从 GST 柱流出的液体，加入 4 μL 5×蛋白上样缓冲液，标记为 F（流穿液）。

(5) 去除非特异性结合蛋白：用预冷的 GST 亲和层析结合缓冲液流经 GST 柱进行清洗，使用紫外检测仪检测是否有蛋白信号。当紫外检测仪的基线处于平稳状态时，即表示无蛋白流出，可结束清洗。取 16 μL 流出液留样，标记为 W（洗涤液）。

(6) 去除 GST 标签：取出 GST 柱，用封口膜密封 GST 柱底端。加入 5～10 mL 预冷的 GST 亲和层析结合缓冲液及 200 U PreScission。轻轻混合后，置于 4 ℃孵育过夜。

(7) 无标签目的蛋白的洗脱：用 GST 亲和层析结合缓冲液将紫外检测仪的基线调零，将 GST 柱与紫外检测仪相连。用预冷的 GST 亲和层析结合缓冲液洗脱目的蛋白，使用多个干净的 1.5 mL EP 管接取流出液。当紫外检测仪指示无蛋白信号时，可结束洗脱。[收集洗脱液时要少量多次，避免一次性收集过多的洗脱液，导致洗脱液不纯。若需要保留 GST 标签，获得 GST 融合蛋白，则可以在完成上述步骤（5）后，不取出 GST 柱，直接使用预冷的 GST 亲和层析洗脱缓冲液洗脱目的蛋白，并用多个干净的 1.5 mL EP 管接取流出液，当紫外检测仪指示无蛋白信号时，可结束洗脱。]

(8) 样本处理：每管样本吸取 16 μL，加入 4 μL 5×蛋白上样缓冲液，各样品分别标记为 E_N（N 为流出液管数）。将剩余蛋白样本（目的蛋白样本）置于 4 ℃备用；将已混合蛋白上样缓冲液的样本（SDS-PAGE 样本），置于 100 ℃金属浴中 10 min，随后置于 4 ℃或 -20 ℃备用。

3. SDS-PAGE 分析（详见实验六）

（1）将上述步骤所得的 SDS-PAGE 样本各取 10 μL，使用 SDS-PAGE 进行电泳分析。

（2）使用考马斯亮蓝染色法观察凝胶上的条带，合并目的蛋白纯度高的样品，获得纯度较高的目的蛋白溶液，并置于 4 ℃ 备用。

4. 目的蛋白样品的浓缩与保存

（1）清洗超滤管：用超纯水涮超滤管滤膜，随后在样本室（滤膜上方）加入适量超纯水，4 700 r/min、4 ℃ 下离心 5 min。弃去样本室和超滤管下方的液体。

（2）平衡超滤管：在样本室加入 GST 亲和层析结合缓冲液，4 700 r/min、4 ℃ 下离心 5 min。弃去样本室和超滤管下方的液体。

（3）蛋白浓缩：将完成透析的目的蛋白溶液加入样本室，4 700 r/min、4 ℃ 下离心适当时长。当样本浓缩至一定体积后，补充目的蛋白溶液，并弃去超滤管下方的液体，继续离心，直至溶液浓缩至约 1 mL。（提前预冷离心机；离心转速不能超过超滤管所能承受的最大转速，以免滤膜破裂导致蛋白流失。）

（4）测定蛋白浓度：取 1 μL 浓缩后的蛋白溶液，加入 199 μL Quick Start™ Bradford 1 × Dye Reagent，于 490 nm 处检测吸光度并计算蛋白浓度。

（5）目的蛋白的储存：将完成浓缩的蛋白置于 4 ℃ 短暂保存，或加入 20%～50% 甘油，分装保存于 -20 ℃ 条件下。（冻存管上记录蛋白名称、蛋白浓度、纯化日期。蛋白终浓度应根据所加入的甘油体积进行计算。）

实验结果与分析

以时间为横坐标、490 nm 处的吸光度值为纵坐标作图，可得到洗脱曲线。通过 SDS-PAGE 判断纯化效果并进行分析。

注意事项

（1）使用超声破碎仪时，应全程严格冰浴，以免超声产热破坏蛋白。

（2）用 0.22 μm 滤膜对上清液进行过滤时，如果感到阻力变大，说明菌体碎片造成了滤膜堵塞，应及时更换滤膜。

（3）各缓冲液应在 4 ℃ 冰箱保存或者冰浴保存，以保证使用时是低温的。

（4）不要剧烈搅动和反复冻融样品，以免蛋白质变性。

（5）蛋白的分离与纯化全过程尽可能置于冰上进行操作。操作时，手指不要长时间直接接触离心管外壁，以免温度过高导致蛋白质变性。

（6）过柱时，时刻保持柱子内琼脂糖凝胶处于湿润状态，防止柱子流干。

（7）配制各类溶液时，PMSF 要在临用时添加，不能过早添加，以免失效。

（8）装柱注意事项：

A. 填料要加水搅拌成均匀悬液，悬液浓度依填料种类不同而不同，一般为 70%～85%。混悬后的填料应迅速倒入空柱内，并保持柱床表面平整。

B. 装柱及使用过程中绝对不允许气泡进入柱内，柱头事先也要排除气泡。

C. 选择合适的泵，使泵的流速满足要求，脉冲尽量小，首选柱塞泵。

D. 所有柱子尽量做到填料均匀，尤其是用于凝胶层析的柱子。装柱完成后，可用柱效测定的方法检查装填效果。

E. 准备上柱的液体应进行过滤或者离心去除杂质，避免堵塞柱子。

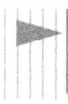

思考题

（1）为什么要收集样品超声后沉淀（P）、超声后上清液（S）、流穿液（F）？其结果可以分别反映什么问题？

（2）纯化后的带 His 标签的重组蛋白中含有大量非特异性结合蛋白的可能原因有哪些？有什么解决方案？

（3）带 GST 标签的蛋白不结合柱子或结合非常弱的原因可能有哪些？

（4）目的蛋白无法从层析柱上洗脱的原因可能有哪些？有什么解决方案？

（5）经 IPTG 诱导后的可溶性重组蛋白含量多，但是纯化后的可溶性重组蛋白含量少，其可能的原因有哪些？

（6）镍离子亲和层析和 GST 亲和层析方法，相对于传统蛋白纯化方法（如盐析），有何优势？

（7）纯化过程中用到的缓冲液的各种成分，分别起到什么作用？

（8）柱纯化前样品需经过多次离心处理，为什么需要 4 000 r/min 和 12 000 r/min 2 种不同的离心条件？每次离心的作用分别是什么？

（9）使用亲和层析法纯化蛋白后，为什么需要浓缩样品？其浓缩原理是什么？

（10）除了镍离子亲和层析和 GST 亲和层析法以外，还有哪些常用的蛋白纯化方法？

实验八　多克隆抗体的制备

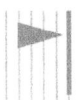
实验目的

（1）掌握抗体的基本概念及制备原理。
（2）熟悉多克隆抗体的制备及纯化的基本方法。

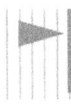
实验原理

1. 抗体产生的基本原理

抗原刺激机体时，机体产生免疫学反应，由机体的浆细胞合成并分泌与抗原有特异性结合能力的一组免疫球蛋白就是抗体。一般而言，抗体按靶位点不同主要分为单克隆抗体和多克隆抗体。其中，由多个 B 淋巴细胞克隆产生的，受到多种抗原决定簇刺激并可以与多种抗原表位结合的抗体为多克隆抗体。多克隆抗体中不同的抗体分子可以以不同的亲和能力与抗原分子表面不同的部分——抗原决定簇——相结合。

将抗原导入敏感动物体内后，抗原可刺激网状内皮系统，尤其是淋巴结和脾脏中的淋巴细胞大量增殖。如图 8.1 所示，实验动物对初次免疫和二次免疫的应答有明显的不同。通常初次免疫应答往往比较弱，尤其是针对易代谢、可溶性的抗原。首次注射抗原后大约 7 天，在血清中可以观察到抗体，但抗体的浓度维持在一个较低的水平，大约 10 天抗体的效价会达到最大值。但同种注射抗原产生的二次免疫应答的结果明显不同，和初次免疫应答相比，抗体的合成速度明显增加并且保留时间更长。

免疫应答的动力学结果取决于抗原和免疫动物的种类，但初次免疫应答和二次免疫应答之间的关系是免疫应答的一个重要特点。三次及以上的抗原注射所产生的免疫应答和二次免疫应答结果相似：抗体的明显增加并且血清中抗体的种类和性质发生了改变。这种改变称为免疫应答的成熟，具有重要的实际意义。

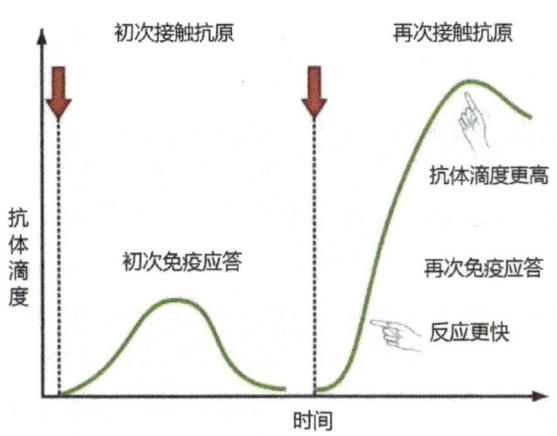

图 8.1　免疫应答水平示意

2. 抗原的选择

生物体内的抗原多种多样，千差万别，包括蛋白质抗原、类脂抗原、多糖类抗原和核酸抗原等。就抗原性而言，抗原有完全抗原和不完全抗原两大类。蛋白质抗原的正确选用可以获得较好的抗体血清。抗原的分子量、化学活性基团、立体结构、物理形状和弥散速度等决定了其免疫原性的强弱，应依照免疫动物的种类、免疫周期及所要求的抗体特性等给予相应的抗原免疫剂量。免疫剂量过低，不能引起足够强的免疫刺激；免疫剂量过高，有可能引起免疫耐受。在一定的范围内，抗体的效价是随免疫剂量的增加而增高。一般而言，小鼠的首次免疫剂量为 50～400 μg，大鼠为 100～1 000 μg，兔为 0.2～1 mg。加强剂量为首次剂量的 1/2。

3. 免疫动物的选择

抗原来源与免疫动物种属的关系：抗原的来源与免疫动物种属差异越大，抗原的免疫原性越强，免疫效果越好；而种系或亲缘关系越近，免疫效果越差。

动物个体的选择：适龄、健康、体重符合要求的正常动物（以雄性为佳）。抗体需要量少时，选用家兔、豚鼠和鸡等小型动物；抗体需要量大时，可选用绵羊、山羊、马、驴等大型动物。

4. 佐剂的应用

对可溶性抗原而言，为了增强其免疫原性或改变免疫反应的类型、节约抗原等，常采用添加佐剂的方法刺激机体产生较强的免疫应答。目前，实践中常应用的佐剂有氢氧化铝胶、明矾、弗氏佐剂、脂质体和液状石蜡等，也有采用分枝杆菌、白喉棒状杆菌及细小棒状杆菌等。

（1）弗氏不完全佐剂（Freund's incomplete adjuvant，FIA）配方：1份羊毛脂与5份液状石蜡混合，高压灭菌后密封保存。使用时加热融化，冷却至50 ℃左右，加抗原进行乳化处理。

（2）弗氏完全佐剂（Freund's complete adjuvant，FCA）配方：弗氏不完全佐剂10 mL与卡介苗10～200 mg混合，卡介苗可在100 ℃下加热10 min进行灭活处理。初次免疫时，最好用弗氏完全佐剂，以刺激机体产生较强的免疫反应。再次免疫时，一般不用弗氏完全佐剂，而是采用弗氏不完全佐剂。且在研究分枝杆菌及相关抗原时，一般不用弗氏完全佐剂，以避免卡介苗的干扰。

（3）脂质体：人工制备的类脂质的小球体，由一个或多个酷似细胞膜的类脂双分子层组成。这种结构使脂质体能够携带各种亲水、疏水和两性物质，这些物质被包裹在脂质体内部的水相中，或插入类脂双分子层，或吸附、连接在脂质体的表面，起到明显的免疫增强作用。

（4）油佐剂：植物油和矿物油均可，包括豆油、花生油、油菜籽油等。

5．乳化

将抗原与佐剂混合的过程称为乳化。不相溶的油、水两相通过乳化可形成相对稳定的乳状液。乳化的方法很多，可采用研钵乳化，直接在涡旋振荡器上乳化，也可用组织捣碎器乳化。少量乳化时，特别是弗氏佐剂与抗原乳化时，常采用注射器进行乳化：用2个注射器，一个吸入抗原液，一个吸入佐剂，将2个注射器头以胶管连接（注意扎紧），然后来回抽。当大量乳化时，可采用胶体磨进行。

检验乳化是否完全的方法：取一滴乳化剂滴入水中，乳化剂呈现球形而不分散即乳化成功，如乳化剂出现平展扩散即未乳化完全。若乳化过的物质放置一段时间（在保存期内）出现油水分层，也是未乳化完全的表现。

6．免疫途径及次数的选择

免疫途径包括皮下注射、皮内注射、肌内注射、静脉注射、腹腔注射及淋巴结内注射等。抗原量少时，一般多采用加佐剂，淋巴结内或淋巴结周围、足掌、皮内、皮下多点注射；若抗原量多，则可采用皮下注射、肌内注射甚至静脉注射。

注射间隔时间：加佐剂的皮内、皮下注射，一般间隔2～4周免疫1次。不加佐剂的皮下或肌内注射，一般间隔1～2周免疫1次；肌内或静脉注射的，可间隔5天左右的时间免疫1次。

7. 血清的收集和保存

将血液自血管内抽出，放入试管中，不加抗凝剂，则凝血反应被激活，血液迅速凝固，形成胶冻状。凝血块收缩，其周围所析出的淡黄色透明液体即血清，其也可于凝血后经离心取得。在凝血过程中，纤维蛋白原转变成纤维蛋白块，因此血清中无纤维蛋白原，这一点是血清与血浆的最大区别。

血清长时间保存，应保存于 -80 ℃；半年内使用，可保存在 -5 ~ -20 ℃；1 周内使用，可存放于 4 ℃ 温度下。

本实验的时间请记录于表 8.1 中。

表 8.1　时间记录

步骤	所需时间	时间记录
初次免疫	2 周	
第一次加强免疫	1 周	
第二次加强免疫	1 周	

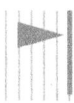

实验材料与试剂

1. 仪器及耗材

1 mL、2 mL 注射器，三孔连通管，1.5 mL EP 管。

2. 试剂及溶液

EGFP 蛋白冻干品、弗氏完全佐剂、弗氏不完全佐剂、PBS。

3. 实验动物

九周龄 BALB/c 雌性小鼠，每组 2 只。

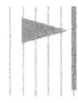

实验步骤

1. 疫苗的制备

称取 EGFP 蛋白冻干品 1 mg，加入 1 mL PBS 使其充分溶解，配制成 1 mg/mL 蛋白溶液。取 200 μL 抗原溶液加入 200 μL 弗氏完全佐剂（首次免疫）或弗氏不完全佐剂（追加免疫），在 1.5 mL EP 管中用 1 mL 注射器反复抽吸或用头皮针胶管将 2 个注射器连通，反复推注射器至蛋白与佐剂形成油包水混合物。每只小鼠免疫剂量为200 μL,一般皮下多点免疫剂量为每点50 μL,在背部脊椎两侧各选2点进行注射。

2. 小鼠的免疫

取2只BALB/c小鼠,眼眶采血,分离作阴性对照用血清。然后按每只小鼠0.2 mL的注射剂量进行免疫。第1次免疫后,分别过2周和3周,各进行1次追加免疫。首次免疫EGFP抗原剂量为每只小鼠100 μg,追加免疫抗原使用量减半。第2次免疫后1周,眼眶采血,分离血清,用酶联免疫吸附测定(enzyme linked immunosorbent assay, ELISA)法检测抗体效价(见实验九)。当抗体效价达到1∶8 000时停止免疫。

具体免疫程序如图8.2所示,简述如下:

(1) 第1天,每只小鼠注射100 μg蛋白。200 μL蛋白+200 μL弗氏完全佐剂完全乳化后,背部皮下多点少量注射,共注射200 μL。

(2) 第14天,每只小鼠注射50 μg蛋白。100 μL蛋白+100 μL PBS + 200 μL弗氏不完全佐剂完全乳化后,背部皮下多点少量注射,共注射200 μL。

(3) 第21天,每只小鼠注射50 μg蛋白。100 μL蛋白 + 100 μL PBS + 200 μL弗氏不完全佐剂完全乳化后,皮下注射共200 μL。

(4) 第25天,眼眶采血,收集血清,ELISA法初步检测抗体效价。

(5) 根据抗体效价高低,再考虑是否需要进一步追加免疫。

(6) 第28天,每只小鼠注射100 μg蛋白。200 μL蛋白+200 μL弗氏不完全佐剂完全乳化后,皮下注射加强免疫共200 μL。

(7) 第35天,心脏采血(约1.2 mL),得到大量血清。(对于大多数动物品种,免疫全过程的最佳抗原量在1～10 mg/kg的范围内。若抗原不纯或为小分子肽时,可相应提高抗原用量。)

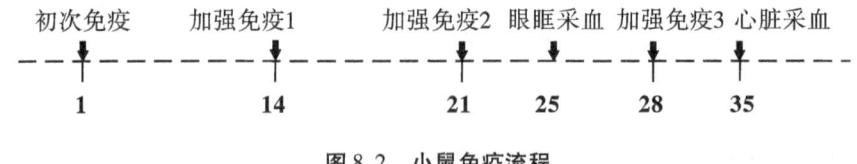

图8.2 小鼠免疫流程

3. 动物实验操作

(1) 皮下注射。一般两人合作:一人左手抓住小鼠头部皮肤,右手拉住鼠尾;另一人左手提高小鼠背部皮肤,右手持注射器(针头孔朝上),将针头刺入提起的皮下。若一人操作,左手小指和手掌夹住鼠尾,大拇指和食指提起背部皮肤,右手持注射器给药。(图8.3)

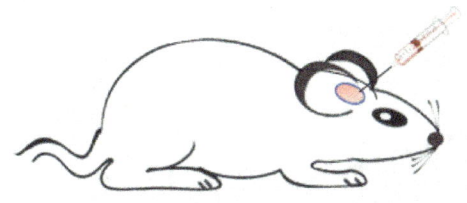

图 8.3　皮下注射示意

（2）腹腔注射。以左手大拇指与食指执住小鼠两耳及头部皮肤，腹部向上，将小鼠固定在手掌间，必要时以左手无名指及小指夹住鼠尾；右手持连有 5 号针头的注射器，将针头从小鼠下腹部朝头方向刺入腹腔，回抽无血或尿液，表示针头未刺入肝、膀胱等脏器，即可进行注射（图 8.4）。（针头刺入部位不宜太近上腹部或太深，以免刺破内脏。针头与腹部的夹角不宜太小，否则容易刺入皮下。不要使用太粗的针头，以免药液注射后从注射部位流出。注射后用棉球按压一下注射部位。）

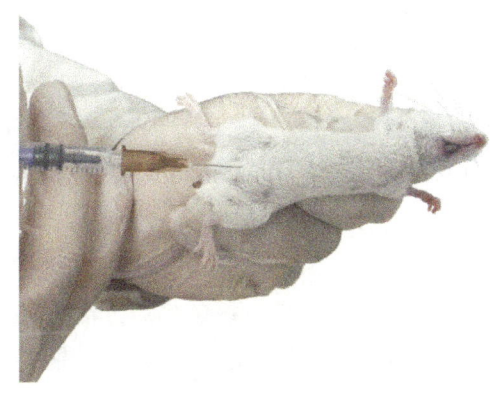

图 8.4　腹腔注射示意

（3）眼眶丛采血。取玻璃吸管，用酒精灯火焰外焰加热细端根部，边旋转边拉伸，冷却后截断即得采血管，采血管细端长约 1 cm 即可。将采血管浸入 1% 肝素溶液，干燥后使用。采血时，左手拇指及食指抓住小鼠两耳之间的皮肤使小鼠固定（可麻醉后操作），并轻轻压迫颈部两侧，阻碍静脉回流，使眼球充分外突，此时眼眶后静脉丛充血。右手持采血管，将其尖端插入小鼠内眼角与眼球之间，轻轻向眼底方向刺入，当感到有阻力时即停止刺入，旋转采血管以切开静脉丛，血液即流入采血管中（图 8.5）。采血结束后,拔出采血管,放松左手,出血即停止。用乳胶吸头将采血管中的血液吹入 EP 管底部。

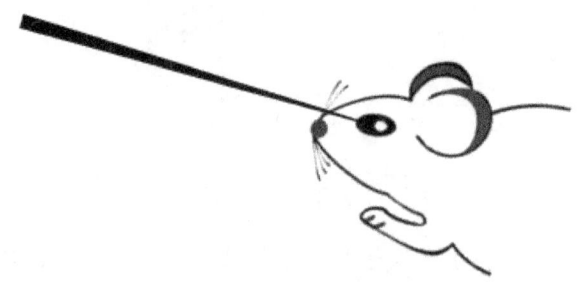

图 8.5　眼眶采血示意

4. 血清的分离

第 2 次免疫后 1 周,每只小鼠眼眶取血 200 μL,室温静置 1～2 h 后,置于 4 ℃过夜。第 2 天,4 ℃、1 000 r/min 下离心 10 min。小心吸取无色透明的上层血清。血清分装后取 1 份于 4 ℃保存,用于随后的抗体效价检测,剩余的保存于 -20 ℃备用。

实验结果与分析

收集血清,观测血清外观是否正常,是否发生溶血。

注意事项

(1) 抗原蛋白溶液必须与佐剂乳化完全后才进行皮下注射。
(2) 腹腔注射时,小鼠头尽量朝下,避免注射针头刺到内脏。
(3) 眼眶采血时,可将小鼠用乙醚麻醉后进行操作。
(4) 最后一步采取小鼠全血时,可进行心脏采血或摘眼球采血。

常见问题与对策

(1) 抗体如何长期保存?

抗体在 -20 ℃条件下可保存 1 年以上,更长时间的保存可以采用冻干法。

（2）腹腔注射后药液可能从注射部位流出，如何避免？

为避免腹腔注射后药液从注射部位流出，可在注射时先将针头在皮下向前推一小段距离，然后再刺入腹腔。

思考题

（1）简述分离血清的注意事项。

（2）简述单克隆抗体和多克隆抗体的区别及其在实际应用中的不同之处。

（3）什么是免疫原？

（4）如何制备单克隆抗体？

（5）纯化抗原的鉴定有哪些方法？

（6）抗原-抗体的结合力有哪些？

（7）列举基于抗原-抗体反应的免疫学检测技术。

（8）什么是半抗原？哪些物质可以作为半抗原？连接半抗原的载体有哪些？

实验九　ELISA 间接法测定抗体效价

实验目的

(1) 掌握 ELISA 的基本原理和常用方法。
(2) 掌握利用 ELISA 测定抗体效价的操作和技术。

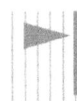
实验原理

ELISA 是一种用酶标记抗原或抗体,在固相载体上进行抗原或抗体测定的技术。ELISA 将抗原-抗体的免疫反应和酶的高效催化作用有机地结合起来,酶标记物对抗原-抗体反应起放大作用,并通过酶分解底物而显色,可灵敏地检出待测样品中微量的特异性抗原或抗体。ELISA 具有敏感性高、特异性强、操作简易、结果易于观察、适合大规模检测的特点。常用的 ELISA 方法包括三类:间接法、双抗体夹心法和抗原竞争法。常用的标记酶有辣根过氧化物酶、碱性磷酸酶、葡萄糖氧化酶、溶菌酶等,目前国内多采用辣根过氧化物酶制备酶标记抗体。

1. 间接法

间接法适用于抗体的检测,利用酶标记的第二抗体(简称为二抗)检测抗原的特异性第一抗体(简称为一抗)。具体步骤为:①将已知抗原吸附在固相载体上;②加入待测血清或含待测抗体样品;③加入可特异性识别待测抗体的酶标记二抗进行孵育;④加底物并通过酶促反应显色。如果待测血清或样品中含有待测抗体,抗原会与待测抗体在载体表面形成抗原-抗体复合物。洗涤后加酶标记二抗进行孵育,再次洗涤后加入酶反应底物,通过酶促反应可产生有色产物,产物颜色的深浅与待测抗体的量呈正比,可用酶标仪检测产物含量,从而计算抗体效价。本实验采用间接法测定血清 EGFP 抗体的效价(图 9.1)。

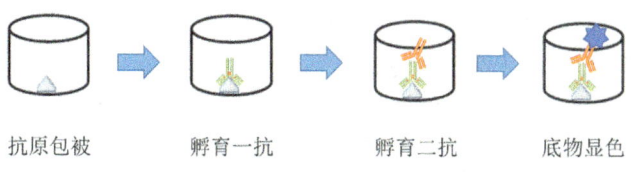

图 9.1　间接法测抗体示意

2. 双抗体夹心法

双抗体夹心法适用于抗原的检测，利用酶标记的特异性抗体检测抗原。具体步骤为：先将特异性抗体吸附在固相载体上，然后加入待检测抗原样品，若样品中有相应抗原，则其与抗体在载体表面形成抗原－抗体复合物，洗涤除去多余的抗原及杂蛋白。加入酶标记的特异性抗体进行孵育，再次洗涤后加入酶反应底物，通过酶促反应可产生有色产物，产物颜色的深浅与待测抗原效价呈正比，可用酶标仪检测产物含量，从而计算抗原效价。（图 9.2）

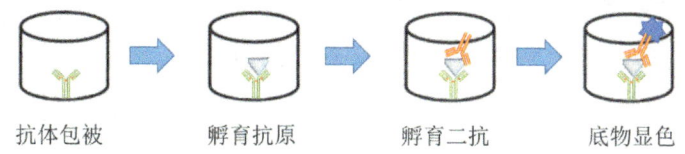

图 9.2　双抗体夹心法测抗原示意

3. 抗原竞争法

抗原竞争法也是测定抗原的方法，它是用酶标记的抗原检测抗原。具体步骤为：将特异性抗体分别吸附在 2 份相同的载体 A 和 B 上，然后在 A 中加入已知含量的酶标抗原和待测抗原，B 中只加入与 A 等量的已知含量的酶标抗原。孵育后洗涤，加入底物显色。若待测液中待测抗原越多，则酶标抗原被结合的量就越少，显色后颜色也就越浅，据此便可测出待测抗原的含量。（图 9.3）

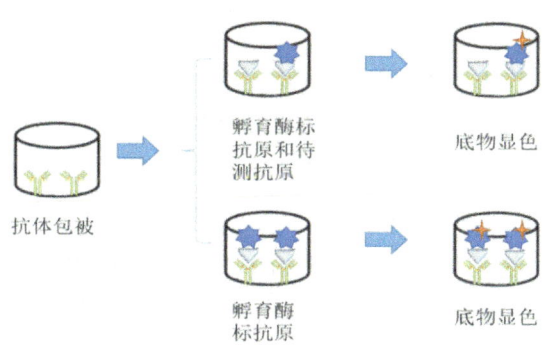

图 9.3　抗原竞争法测抗原示意

本实验的时间请记录于表 9.1 中。

表 9.1 时间记录

步骤	所需时间	时间记录
4 ℃包被抗原	12～14 h	
37 ℃封闭	1 h	
温育一抗	1 h	
温育二抗	1 h	
底物显色	10～30 min	

实验设备

微量移液器、移液管、37 ℃培养箱、酶标仪。

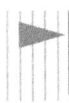

实验材料与试剂

1. **实验材料**

聚苯乙烯酶标板、量筒、密封纸或膜、吸水纸或干净毛巾。

2. **试剂**

（1）包被缓冲液：称取 1.46 g $NaHCO_3$ 和 0.79 g Na_2CO_3 溶于 ddH_2O 中，pH 调至 9.6，补足 ddH_2O 至 500 mL，配制成 0.05 mol/L 碳酸盐缓冲液。

（2）稀释缓冲液（PBS）：称取 8.0 g NaCl、0.2 g KCl、3.58 g $Na_2HPO_4 \cdot 12H_2O$ 和 0.2 g KH_2PO_4，pH 调至 7.4，补足 ddH_2O 至 1 000 mL，配制成 0.02 mol/L PBS。

（3）洗涤缓冲液（PBST）：在 PBS 中加入吐温-20 [吐温-20：PBS = 1：2 000（体积比）]，即配制成 0.05% PBST。

（4）封闭液：含 0.2% 明胶的 PBS，现配现用。（配制时须水溶加热或置于微波炉中加热以加快溶解。）

（5）底物缓冲液：量取 25.7 mL 的 0.2 mol/L $Na_2HPO_4 \cdot 12H_2O$（7.16 g/100 mL）和 23.4 mL 的 0.1 mol/L 柠檬酸（2.1 g/100 mL），pH 调至 5.0，补足 ddH_2O 至 100 mL。

（6）底物溶液：取 10 mL 底物缓冲液，溶解 4 mg 邻苯二胺，再加入

5 μL 30% H_2O_2，混匀后使用。（邻苯二胺有毒，小心操作；一定要新鲜配制，不要贮存。）

（7）终止液：取 21.7 mL 98% 浓 H_2SO_4 溶液，缓慢加入 178.3 mL ddH_2O 中，搅拌均匀，得到的 2 mol/L H_2SO_4 溶液即终止液（浓硫酸具有强腐蚀性，应小心操作，防止液体飞溅）。

（8）酶标记单克隆抗体（二抗）：辣根过氧化物酶标记的羊抗鼠 IgG，用封闭液以 1∶5 000 稀释。

（9）待包被抗原：称取 1 mg EGFP 蛋白干粉（实验七所得），用 1 mL PBS 配制成 1 mg/mL 抗原溶液。使用前稀释为 2 μg/mL，每孔包被量为 0.2 μg。

实验步骤

1. 包被酶标板

用包被缓冲液稀释 1 mg/mL 抗原溶液至 2 μg/mL [EGFP 蛋白∶包被缓冲液 = 1∶500（体积比）]，尽快在酶标板的 1 至 6 列、A 至 H 行中分别加入 100 μL 2 μg/mL 抗原溶液，37 ℃温育 2 h 或 4 ℃孵育过夜。

2. 洗涤

酶标板平放在桌面上，手动振摇 5～10 s，倒置甩干酶标板中的抗原溶液（一定要甩干酶标板）。随后在各孔中分别加入 200 μL PBS，以同样的方法除去 PBS。重复洗涤 3 次。将酶标板翻盖于纸或毛巾上，以彻底除去水分。

3. 封闭

各孔分别加入 200 μL 封闭液，37 ℃封闭 1 h。用洗涤缓冲液 PBST 洗板 3 次，同上步骤洗涤，除去板内水分。

4. 孵育一抗

在酶标板第 1、2 列的 A 行用含有 0.2% 明胶的 PBS 将阴性血清稀释 200 倍，配制成 100 μL 的血清溶液。以各孔血清 50 μL 的 2 倍稀释液向下一行孔推移 7 次（即从第 n 孔取 50 μL 于第 $n+1$ 孔，并稀释至 2 倍体积），最后一孔应为 12 800 倍稀释的血清溶液。

在酶标板第 3、4 列的 A 行孔内加入以 1∶200 稀释的 1 号小鼠的血清 100 μL。第 5、6 列的 A 行孔内加入以 1∶200 稀释的 2 号小鼠血清 100 μL。从第 3 列的 A 行孔取 50 μL 于 B 行孔，并稀释成 2 倍体积。依此类推加样至

G 行孔。第 1—6 列的 H 行孔内加入 PBST 作为空白对照。37 ℃温育 1 h。（图 9.4）

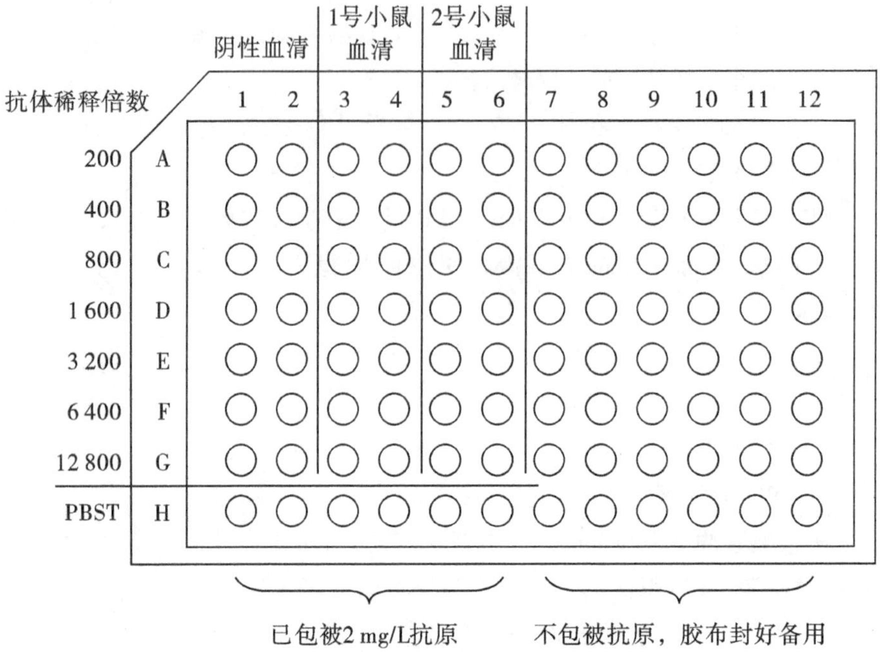

抗体稀释倍数		阴性血清		1号小鼠血清		2号小鼠血清						
		1	2	3	4	5	6	7	8	9	10	11	12
200	A	○	○	○	○	○	○	○	○	○	○	○	○
400	B	○	○	○	○	○	○	○	○	○	○	○	○
800	C	○	○	○	○	○	○	○	○	○	○	○	○
1 600	D	○	○	○	○	○	○	○	○	○	○	○	○
3 200	E	○	○	○	○	○	○	○	○	○	○	○	○
6 400	F	○	○	○	○	○	○	○	○	○	○	○	○
12 800	G	○	○	○	○	○	○	○	○	○	○	○	○
PBST	H	○	○	○	○	○	○	○	○	○	○	○	○

已包被 2 mg/L 抗原　　　不包被抗原，胶布封好备用

图 9.4　加样板

5. 洗涤

PBST 洗板 3 次，除水。

6. 孵育二抗

用封闭液以 1∶5 000 稀释酶标记二抗（0.6 μL 二抗 + 3 mL 0.2% 明胶）。随后每孔加入 50 μL，37 ℃温育 1 h。

7. 洗涤

PBST 洗板 3 次，除水。

8. 显色

每孔加入 50 μL 新鲜配制的邻苯二胺底物溶液，在 37 ℃培养箱中避光显色 10 ~ 30 min。随后每孔加入 50 μL 终止液，终止显色反应。酶标仪测定 492 nm 处吸光度。颜色在数小时内稳定。（图 9.5）

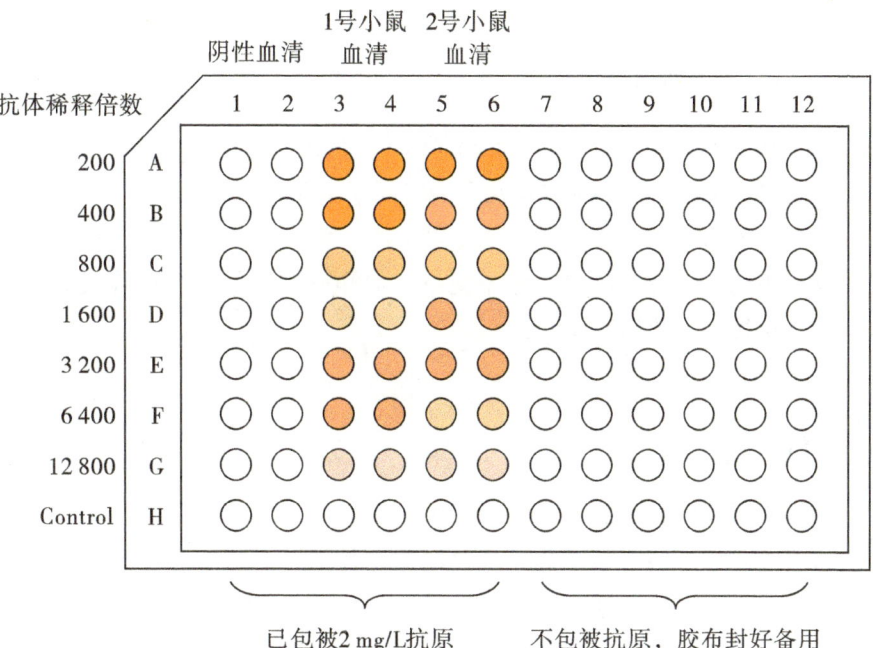

图9.5　结果示意

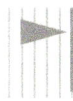
实验结果与分析

在酶标仪上读取加样板上各孔的吸光度，判断抗体是否达到效价。

注意事项

（1）底物溶液中的邻苯二胺具有毒性，操作须谨慎小心，切勿直接接触。

（2）由于反应板可能存在边缘效应，因此，测定时，每种样品至少要有一个重复孔，以保证数据的准确性。

（3）吸取不同的液体后，要更换吸头。

（4）用移液器慢慢吸取液体，避免产生气泡而使吸取量不准确。

（5）液体全部加完后，可将酶标板在桌上平行轻轻晃动30 s，混匀液体。

（6）温育时，用胶带或一干净盖板封好酶标板，防止水分蒸发。

（7）实验时，底物要避光保存。

常见问题与对策

(1) 酶标仪读取酶标板上各孔吸光度值较低的原因是什么?

可能是反应不充分,应当优化反应时间和条件。

(2) 平行孔数据差异大的可能原因是什么?

样本不均匀、有气泡、洗涤不充分、加样不熟练等均会造成实验误差大,应严格按照实验说明操作。

思考题

(1) 简述 ELISA 法的检测原理及影响因素。

(2) 影响 ELISA 实验成败的关键因素有哪些?

(3) 与蛋白免疫印迹法相比,ELISA 法的优势有哪些?

(4) ELISA 实验结果可能会存在高背景或低响应的现象,可能的原因是什么?

(5) ELISA 法的边缘效应是指什么?导致边缘效应的可能原因是什么?

(6) ELISA 实验结果出现假阳性的可能原因是什么?

实验十　蛋白质印迹法检测抗体特异性

实验目的

（1）掌握蛋白质印迹（western blotting）法的实验原理和方法。
（2）掌握蛋白质含量测定的操作方法。
（3）熟悉转移槽的使用方法及转膜的基本方法和步骤。

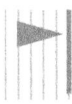
实验原理

蛋白质经聚丙烯酰胺凝胶电泳（变性或非变性）分离或等电聚焦后，再用电转印的方法，将凝胶内的蛋白质转移到具有一定韧性和化学惰性的高分子支持物上，随后加入待分析蛋白质的特异性抗体，使其与转移至膜上的蛋白质进行免疫反应，从而检出微量待测蛋白质，这种蛋白质的测定方法称为蛋白质印迹法（又称免疫印迹法）。由于待测蛋白经电泳浓缩，且用抗原-抗体特异性反应进行检测，因此蛋白质印迹法的灵敏度及特异性高，常用于目的蛋白的相对定量分析、抗体的特异性分析等。蛋白质印迹法的主要流程如图10.1所示。

1. 转印膜

常用转印膜主要包括聚偏二氟乙烯（polyvinylidene fluoride，PVDF）膜、硝酸纤维素膜和尼龙膜3种（表10.1）。

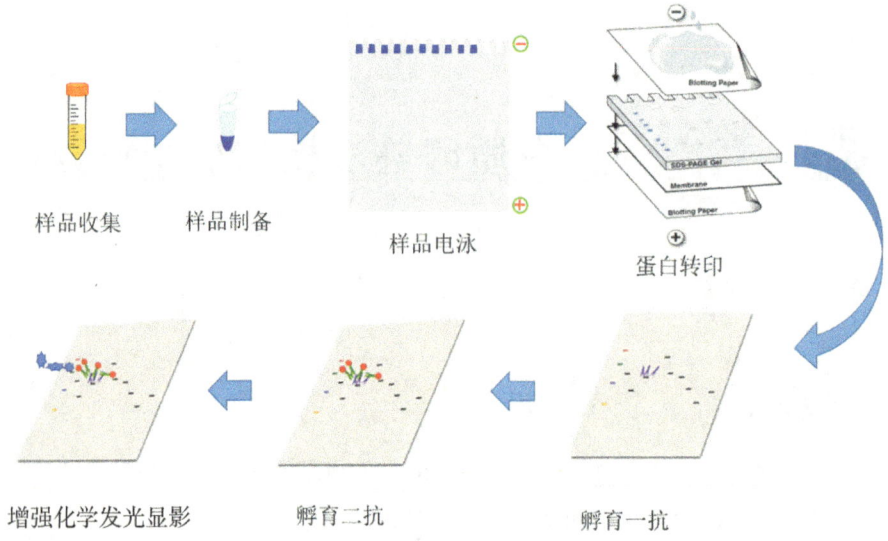

图 10.1　蛋白质印迹法流程示意

表 10.1　常用转印膜材料

材料	说明
PVDF 膜	蛋白质结合量最高,为 200～300 μg/cm^2。机械强度也很高,膜上的蛋白质既可用染料染色,也可经免疫显色,但使用前须预处理。特别适用于氨基酸组成分析和序列分析
硝酸纤维素膜	蛋白质结合量为 80～100 μg/cm^2。机械强度小,脆性大,不适用于操作步骤过多的测定
尼龙膜	蛋白质结合量为 200 μg/cm^2。机械强度也很高,因膜本身易被某些染料着色,因而不宜用这些染料对蛋白质染色,但免疫显色却无妨碍。一般膜的孔径有 0.45 μm 和 0.22 μm 2 种。虽然相对分子质量在 15 000 以下的蛋白质容易透过孔径为 0.45 μm 的膜,但这 2 种孔径的膜均可作为普通蛋白质的支持物使用

2. 电印迹方法

常用的电印迹方法有水浴式电印迹法（湿法）和半干式电印迹法（半干法）2 种。

（1）水浴式电印迹法。凝胶上覆盖一张转印膜后,夹在浸有电转缓冲液的滤纸及纤维帕中,并用转印迹盘固定,置于装有电转缓冲液的转移槽中。此时，胶面置于负极，膜面置于正极。在一定电压下，胶中带负电荷的蛋白质将全部转移至正极方向的膜上。该方法需时较长，需冷却装置，缓冲液的用量也较大，但操作简单，成功率高，高分子量蛋白质的转印迹效率也较高。

A. 将与凝胶同样大小的膜和滤纸浸入电转缓冲液中，平衡 20 min。

若用 PVDF 膜须进行前处理：PVDF 膜切去一角，置于 100 % 甲醇中均匀润湿（1～2 min），再置于电转缓冲液中平衡 20 min。

B. 将电泳完毕的凝胶作上记号（一般在胶上切去一角），剥离至盛有电转缓冲液的器皿中，平衡 5 min，洗去胶上的 SDS 等离子。

C. 在电转缓冲液中，按从下至上的顺序放入转移夹黑板、3 张滤纸、凝胶、转印膜、3 张滤纸、转移夹白板，各层之间应避免留有气泡，将它们整体夹入转印迹盘中，置转印迹盘于转印迹槽的缓冲液中，胶侧置负极，膜侧置正极，200 mA 恒定电流电转 20 min。

D. 电印迹完成后，用 PBST 漂洗膜，最后用免疫显色反应显色，也可装入密闭袋中，置于 -20 ℃ 保存。

（2）半干式电印迹法。在转移槽的阳极板上按以下顺序放置以下物品：浸过缓冲液的 3 张滤纸、转印膜、凝胶、浸过缓冲液的 3 张滤纸，盖上负极盖。通电一定时间后，胶中的蛋白质将转移至转移膜上。本法需时短，缓冲液的用量也很少，但高分子量蛋白质（>300 kDa）的转移效率较低。

A. 将与凝胶一样大小的滤纸和膜浸入缓冲液中至少 15 min：滤纸 2 张浸入缓冲液 A 中；滤纸 2 张/转印膜浸入缓冲液 B 中；滤纸 2 张浸入缓冲液 C 中。

B. 将凝胶置缓冲液 C 中。

C. 将浸有缓冲液 A 的 2 张滤纸置于正极底盘上。

D. 将浸有缓冲液 B 的 2 张滤纸置于浸有缓冲液 A 的滤纸上。

E. 将转印膜置于浸有缓冲液 B 的滤纸上。

F. 将凝胶置于转印膜上，用针从胶面向膜面做记号。

G. 将浸有缓冲液 C 的滤纸置于凝胶上。注意以上各层之间不可留有气泡。

H. 放上固定闩，盖上负极盖。

I. 通电，恒定电流 1.5～2.0 mA、30 min，或恒定电压 15 V、45 min（小凝胶），或恒定电压 25 V、45 min（标准大小的凝胶）。因为通电过程中产热导致温度升高，所以多采用恒电流；为了保护电极，电压不要超过

25 V。用此法印迹 120 kDa 以上的高分子量蛋白质效率不高,可用水浴式电印迹法转移。

J. 电印迹完成后,凝胶进行蛋白质染色以确定转移效率。最后用免疫显色法显色,也可密闭于袋中置于 -20 ℃保存。

3. 电转缓冲液

电转缓冲液的种类和 pH 视转移蛋白质的性质与分子量而定。一般情况下,多采用 Tris - 甘氨酸系统,但在蛋白分子量较大、不易转移的情况下,可使用 3 -(环己氨基)- 1 - 丙磺酸 [3-(Cyclohexylamino)-1-propanesulfonic acid, CAPS] 缓冲液。CAPS 在 pH 为 11.0 时具有较好的缓冲能力,并能保证大多数蛋白质带负电荷,促使蛋白质向正极转移(一般只用于水浴式电印迹)。

4. 免疫显色

免疫显色是利用待测蛋白质的抗体与转移至膜上的蛋白质反应,检出该特定蛋白质(抗原)的方法,可分为直接法和间接法。直接法是将特异性抗体直接标上标识物,通过此标识物的检出,直接反映特定蛋白质存在的方法。间接法是将特异性抗体(一抗)与抗原结合,再用标有标识物的抗—抗的抗体(二抗)与之反应,通过二抗分子中标识物的检出,间接反映特定蛋白质存在的方法。间接法为广泛使用的方法。

(1) 间接法类型。

A. 酶抗体法(灵敏度为 10 pg):在二抗分子上标上辣根过氧化物酶、碱性磷酸酶等,利用酶促反应,产生有色沉淀物。这是蛋白质印迹法最常用的一类显色法,可间接地测定与一抗反应的特定蛋白质分子。

B. 同位素抗体法(灵敏度为 1 pg):在二抗分子上标上同位素如 I^{125} 的分子,用放射自显影的方法,以高灵敏度检测待测蛋白质分子。

C. 荧光抗体法:在二抗分子上标上异硫氰酸荧光素(fluorescein isothiocyanate, FITC,绿色荧光)或罗丹明(rhodamine,红色荧光),利用其荧光特性检测待测蛋白质分子,多用于免疫组织化学染色。

D. ABC 法:用标有生物素的二抗分子,与抗生物素 - 酶复合物反应,使一分子二抗结合多个酶分子,该酶分子又催化有色沉淀物的产生,从而检测待测蛋白质分子。此法灵敏度高,但是背景较深,非特异性反应也很强。

E. 镀金法(灵敏度为 1 pg):二抗分子与金颗粒结合,可用电子显微镜检出,从而检测待测蛋白质分子。

(2) 酶抗体显色法。

A. 试剂。

a. 稀释缓冲液：0.1 mol/L Tris-HCl（pH 7.5）、0.1 mol/L NaCl。

b. 封闭液：常用封闭液有10%小牛血清（检测血清蛋白质时不能使用）、5%脱脂奶粉、3%牛血清白蛋白（bovine serum albumin，BSA）3种，均用稀释缓冲液配制。

c. 吐温-20漂洗液。PBST漂洗液（辣根过氧化物酶二抗用）：137 mmol/L NaCl、2.68 mmol/L KCl、8.10 mmol/L $Na_2HPO_4 \cdot 12H_2O$、1.47 mmol/L KH_2PO_4、0.05%吐温-20（质量体积浓度）。TBST（碱性磷酸酶二抗用）：20 mmol/L Tris-HCl（pH 7.6）、137 mmol/L NaCl、0.05%吐温-20（质量体积浓度）。

d. 显色液。①二氨基联苯胺（diaminobenzidine，DAB，辣根过氧化物酶显色用，用前配制）显色液：2 mg DAB、60 μL 10% H_2O_2、10 mL 磷酸盐缓冲液（0.1 mol/L，pH 6.4）。②4-氯-1-萘酚显色液：4 mL 3 mg/mL 4-氯-1-萘酚（甲醇配制）、10 μL 30% H_2O_2、20 mL Tris 缓冲盐（Tris-buffered saline，TBS）溶液。③碱性磷酸酶显色：缓冲液［100 mmol/L Tris-HCl（pH 9.5）、100 mmol/L NaCl、50 mmol/L $MgCl_2 \cdot 6H_2O$］，硝基四氮唑蓝（nitrotetrazolium blue chloride，NBT）溶液（173 mmol/L NBT、10% 二甲基甲酰胺，棕色瓶4 ℃保存），5-溴-4-氯-3-吲哚磷酸溶液（115.3 mmol/L 5-溴-4-氯-3-吲哚磷酸、10% 二甲基甲酰胺，棕色瓶4 ℃保存），显色液（用前配制）［10 mL 显色缓冲液（a）、45 mL NBT 溶液（b）、35 mL 5-溴-4-氯-3-吲哚磷酸（c）］。

B. 步骤。

a. 封闭：为防止抗体与膜的非特异性结合，将吸印蛋白质的膜面置上，封闭液完全覆盖膜，室温下缓慢摇动，封闭至少1 h，静置过夜亦可。

b. 抗体的结合：用封闭液将抗体（一抗）适当稀释（稀释程度与抗体的效价有关，一般为1 000～3 000倍）。将已封闭的膜置于抗体溶液中，室温下缓慢摇动1～3 h，为了节约抗体用量，也可将抗体溶液滴在膜的蛋白质面上，于4 ℃静置过夜。[液体量少并且时间过长时，要防止液体的蒸发（将膜置一密封容器中，膜旁放置一潮湿物，如浸有水的滤纸、海绵等）。]

c. 洗去未结合的抗体：用吐温-20漂洗液振摇洗3次，每次10 min。

d. 二抗的结合：二抗用封闭液适当稀释（稀释倍数视抗体效价而定），

将已封闭的膜置于二抗溶液中，室温孵育 1 h。

e. 洗去未结合的二抗：用吐温-20 漂洗液振摇洗 3 次，每次 10 min。

f. 显色反应：将膜浸入显色液中，观察颜色区带的出现，一般反应在 10～20 min 内完成。充分显色后，立即将膜转至水中，终止显色反应，充分洗净显色液，以免背景过深。

g. 膜置滤纸上干燥，分析结果。

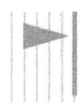

实验设备

蛋白质凝胶垂直电泳系统、蛋白质凝胶垂直电转系统、脱色摇床、冷冻离心机、超声波细胞破碎仪、凝胶成像系统。

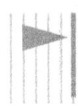

实验材料与试剂

1. 材料

纯化的 6×His-EGFP 或 GST-EGFP 蛋白（实验七所得）、已灭菌的移液器及枪头、离心管、1.5 mL EP 管及 EP 管架、滤纸、DAB 染色试剂盒。

2. 试剂

（1）SDS-PAGE 试剂。

（2）电转缓冲液。

（3）PBS：137 mmol/L NaCl、2.68 mmol/L KCl、8.10 mmol/L $Na_2HPO_4 \cdot 12H_2O$、1.47 mmol/L KH_2PO_4。

（4）PBST：1 000 mL PBS 加入 1 mL 吐温-20，充分混匀。

（5）封闭液：3% BSA 或 0.25% 普通级马血清，用 TBS 稀释。

（6）自制一抗、商品化一抗、二抗。

（7）增强化学发光液。

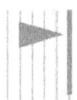

实验步骤

1. 蛋白含量的测定

（1）从 -20 ℃取出 1 mg/mL BSA，室温融化后，备用。

（2）取 18 个 1.5 mL 离心管，3 个为一组，共分为 6 组，分别标记为 0 mg、2.5 mg、5.0 mg、10.0 mg、20.0 mg、40.0 mg。

(3) 按表 10.2 在 96 孔板中加入各种试剂。

表 10.2　96 孔板中各试剂的加入量

样品	细胞裂解液/μL	G250 考马斯亮蓝溶液/μL
0 μL 1 mg/mL BSA 溶液	10	200
1 μL 1 mg/mL BSA 溶液	9	200
2 μL 1 mg/mL BSA 溶液	8	200
4 μL 1 mg/mL BSA 溶液	6	200
6 μL 1 mg/mL BSA 溶液	4	200
8 μL 1 mg/mL BSA 溶液	2	200
9 μL 1 mg/mL BSA 溶液	1	200
10 μL 1 mg/mL BSA 溶液	0	200
样品 5	5	200

(4) 混匀后，室温放置 2 min。在生物分光光度计上进行比色分析。

2．SDS-PAGE（详见实验六）

(1) 配制 SDS-PAGE 凝胶：10% 分离胶及 4% 浓缩胶。

(2) 测定蛋白含量，上样量为 50 mg 蛋白，计算所需的蛋白溶液体积。

(3) 取出所需体积的上样样本至 0.5 mL 离心管中，加入 5×SDS 上样缓冲液至终浓度为 1×。置于金属浴中煮 10 min，使蛋白变性。

(4) 上样。

(5) 电泳：恒定电压 70 V，电泳 30 min。随后把电压调至 100 V，电泳 1 h。（电泳至溴酚蓝刚移至分离胶底部即可终止电泳，进行转膜。）

3．转膜

(1) PVDF 膜的预处理：根据样品数目裁剪一张合适大小的 PVDF 膜。将 PVDF 膜置于甲醇中，浸泡 2 min。（全程须用镊子操作，不能用手触碰膜；用镊子夹膜的边缘，避免触碰膜的中间区域。）

(2) 转膜夹的准备：准备 6 张滤纸、2 块海绵垫。将转膜夹打开，置于加有电转缓冲液的搪瓷盘中，在黑色面上垫 1 张海绵垫，用玻棒来回擀几遍以擀走里面的气泡。在海绵垫上垫 3 层滤纸，一手固定滤纸，一手用玻棒擀去其中的气泡。（滤纸须提前使用电转缓冲液湿润。）

(3) 取胶：将电泳后的玻板撬开（撬的时候动作要轻，要在 2 个边上轻轻地反复撬，直至撬去玻板；撬的时候一定要小心，玻板易裂）。除去玻板后，将浓缩胶轻轻刮去（避免把分离胶刮裂）。小心剥下分离胶。

（4）胶–膜"三文治"的制作：将分离胶置于上述步骤（2）所准备的滤纸上（此时转膜夹的黑色面在凝胶下方）。调整胶的位置使其与滤纸对齐，并且使用玻棒擀去气泡。使用镊子将 PVDF 膜从甲醇中转移到搪瓷盘的电转缓冲液中并漂洗 2～3 次。然后将 PVDF 膜覆盖于凝胶上，并使用玻棒擀去气泡（操作过程中除玻棒外，其他物件切勿触碰 PVDF 膜的中间部分）。在 PVDF 膜上方垫 3 层滤纸（提前使用电转缓冲液湿润），注意不要产生气泡。最后垫上另一个海绵垫，并合起转膜夹。

（5）电转：将转膜夹放入印迹槽中，要使夹的黑色面对槽的黑色面，夹的白色面对槽的红色面。恒定电压 100 V，电转 1.5 h。（电转移时会产热，可在槽两边放冰块降温。）

4. 免疫反应

（1）洗膜：用 0.01 mol/L PBST 洗膜 5 min，共洗 3 次。

（2）封闭：加入封闭液，平稳摇动，室温封闭 1 h。

（3）一抗孵育：加入自制一抗（用 0.01 mol/L PBST 按 1∶5 000 比例稀释，液体必须覆盖全部膜），4 ℃ 放置 12 h 以上。设置阴性对照：以 1% BSA 取代自制一抗。设置阳性对照：以商品化一抗取代自制一抗（稀释比例按商品化一抗说明书），其余步骤与实验组相同。

（4）洗膜：弃自制一抗、1% BSA 和商品化一抗溶液。用 0.01 mol/L PBST 分别洗膜 5 min，共洗 4 次。

（5）孵育二抗：加入辣根过氧化物酶偶联的二抗（按 1∶5 000 用 0.01 mol/L PBST 稀释），平稳摇动，室温孵育 1 h。

（6）洗膜：弃二抗。用 0.01 mol/L PBST 洗膜 5 min，共洗 4 次。

（7）显色：按 1∶1 的比例混合增强化学发光液 A 和 B，以配制显影液（增强化学发光液现配现用，须避光）。将膜放入凝胶成像仪中，在其表面均匀加入 100 μL 显影液，使得显影液尽可能覆盖膜的每一处（显影时，增强化学发光液须完全、均匀铺于膜上，以免显影不均）。然后在凝胶成像仪中进行显影，显影时间一般为 5～10 min。

实验结果与分析

蛋白质印迹法检测自制抗体特异性，并通过灰度分析确定其含量。

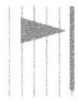 **注意事项**

（1）实验过程中全程戴手套，以避免手上杂质影响结果，并避免试剂对自身带来影响。

（2）PVDF 膜在进行电印迹前须在甲醇中浸泡 1～2 min，以使离子平衡，增加蛋白质附着效率。

（3）取出浸在电转缓冲液中的凝胶平放于滤纸上，应排除所有气泡。PVDF 膜放到胶上时也须排除气泡，避免气泡阻碍转膜。

（4）PVDF 膜在电转后切勿搞错正反面，与胶接触的一面为正面，可切去滤膜的一角，以标记正反面。也可用预染 Marker 的位置识别膜的正反面。

（5）孵育抗体时，PVDF 膜含蛋白面朝上，避免触碰。抗体孵育液要尽量没过 PVDF 膜，避免抗体孵育不匀。

（6）抗体孵育时，摇床须尽量慢速；用 PBST 洗膜时，则应调至较高转速。

 常见问题与对策

（1）膜干燥之后，区带颜色变浅，甚至看不见。

原因：这是该区带的蛋白量很少所致，属正常变化。

对策：可将膜重新加入新配制的 ECL 发光液浸湿，增强信号。根本解决方式是重新电泳，并增加上样量。

（2）膜一放入显色液中，显色液就变色，膜的背景也很深。

原因：①二抗反应后，洗膜不彻底，残留过氧化物酶或碱性磷酸酶；②显色液的温度过高；③显色液或基质的浓度过高。

对策：①立即倒掉显色液，充分洗膜后，重新显色，若背景颜色很深，很难通过此方式获得清晰的图谱；②将显色液温度降低之后，再重新显色；③降低显色液中的各成分浓度，重新配制。

（3）显色液没有被污染，但是区带显色迅速，颜色变黑，显色液也变色。

原因：这不是异常结果，而是区带的蛋白质含量过高所致。

对策：将显色液稀释，使反应速度减慢，但最好是将蛋白质上样量减少。

（4）显色时间已足够长，显色液已变色，但仍不见区带出现。

原因：①一抗所对应的抗原蛋白质不存在，或量太少；②一抗和二抗都失活，或二抗不能与一抗反应。

对策：①增大电泳时的蛋白质上样量；②多数情况下，抗原抗体虽反应失败，但二抗上的过氧化物酶或碱性磷酸酶还存在活性。因此，应首先将二抗与另外的一抗反应，确定其活性的有无。若结合反应正常，直接与所用一抗反应，然后再将一抗与相应的纯抗原反应，确定一抗与抗原和二抗的反应活性，最后测定抗体的效价或另换新的二抗。

（5）显色时间已足够长，但仍不见区带出现，显色液也澄清不变色。

原因：①过氧化物酶或碱性磷酸酶都不存在或已失活；②显色液有问题。

对策：①检查是否用错二抗，充分洗膜后，用新配制的抗体反应；②重新配制显色液。

思考题

（1）蛋白样品中加入上样缓冲液的作用是什么？

（2）如果转膜过程中膜与胶之间存在气泡，显影后会出现什么现象？

（3）提高蛋白质印迹法转膜效率的方法有哪些？

（4）加入一抗前为什么要使用封闭液孵育？

（5）为什么洗膜需要使用 PBST 或 TBST，而不用 PBS 或 TBS？

（6）PBST 和 TBST 分别在什么情况下使用？

（7）哪些因素会造成目的条带显色过低？

（8）哪些因素会造成蛋白质印迹法显色后背景过高？

（9）显影后，如果自制抗体无目的条带而商品化抗体有目的条带，可能的原因是什么？

附录一　常用缓冲液与试剂的配制

1. Tris-HCl 缓冲液

将 121 g 的 Tris 溶解于约 0.9 L 水中，再根据所要求的 pH（25 ℃下）加一定量的浓盐酸，用水调整终体积至 1 L。（附表 1.1）

附表 1.1　Tris-HCl 缓冲液不同 pH 下的浓盐酸用量

pH	浓盐酸的体积/mL
9.0	8.6
8.8	14.0
8.6	21.0
8.4	28.5
8.2	38.0
8.0	46.0
7.8	56.0
7.6	66.0
7.4	71.3
7.2	76.0

2. 磷酸盐缓冲液

磷酸盐缓冲液的配制见附表 1.2 和附表 1.3。

附表 1.2　25 ℃下 0.1 mol/L 磷酸钾缓冲液的配制成分*

pH	1 mol/L K_2HPO_4 的体积/mL	1 mol/L KH_2PO_4 的体积/mL
5.8	8.5	91.5
6.0	13.2	86.8

* 用蒸馏水将混合的 2 种 1 mol/L 储存液稀释至 1 000 mL，根据 Henderson-Hasselbalch 方程计算其 pH：pH = pK′ + lg（[质子受体] / [质子供体]），式中 pK′ = 6.86（25 ℃）。

续附表1.2

pH	1 mol/L K$_2$HPO$_4$的体积/mL	1 mol/L KH$_2$PO$_4$的体积/mL
6.2	19.2	80.8
6.4	27.8	72.2
6.6	38.1	61.9
6.8	49.7	50.3
7.0	61.5	38.5
7.2	71.7	28.3
7.4	80.2	19.8
7.6	86.6	13.4
7.8	90.8	9.2
8.0	94.0	6.2

附表1.3 25 ℃下0.1 mol/L磷酸钠缓冲液的配制成分*

pH	1 mol/L Na$_2$HPO$_4$的体积/mL	1 mol/L NaH$_2$PO$_4$的体积/mL
5.8	7.9	92.1
6.0	12.0	88.0
6.2	17.8	82.2
6.4	25.5	74.5
6.6	35.2	64.8
6.8	46.3	53.7
7.0	57.7	42.3
7.2	68.4	31.6
7.4	77.4	22.6
7.6	84.5	15.5
7.8	89.6	10.4
8.0	93.2	6.8

3. 电泳缓冲液和上样缓冲液

电泳缓冲液和上样缓冲液的配制见附表1.4至附表1.16。

---

* 用蒸馏水将混合的2种1 mol/L储存液稀释至1 000 mL，根据Henderson-Hasselbalch方程计算其pH：pH = pK' + lg（[质子受体]/[质子供体]），式中pK' = 6.86 (25 ℃)。

附表 1.4　常用的电泳缓冲液成分

缓冲液		使用液		浓储存液（每升）
Tris－乙酸	1×	0.04 mol/L Tris－乙酸 0.001 mol/L EDTA	50×	242 g Tris 57.1 mL 冰乙酸 100 mL 0.5 mol/L EDTA（pH 8.0）
Tris－磷酸	1×	0.002 mol/L EDTA 0.09 mol/L Tris－磷酸	10×	108 g Tris 15.5 mL 85%磷酸（1.679 g/mL） 40 mL 0.5 mol/L EDTA（pH 8.0）
Tris－硼酸[a]	0.5×	0.045 mol/L Tris－硼酸 0.001 mol/L EDTA	5×	54 g Tris 27.5 g 硼酸 20 mL 0.5 mol/L EDTA（pH 8.0）
碱性缓冲液[b]	1×	50 mmol/L NaOH 1 mmol/L EDTA	1×	5 mL 10 mol/L NaOH 2 mL 0.5 mol/L EDTA（pH 8.0）
Tris－甘氨酸[c]	1×	25 mmol/L Tris 250 mmol/L 甘氨酸 0.1% SDS	5×	15.1 g Tris 94 g 甘氨酸（电泳级）（pH 8.3） 50 mL 10% SDS（电泳级）

注：a. Tris－硼酸缓冲液长时间存放后会形成沉淀物，为避免出现这一问题，可在室温下用玻璃瓶保存 5× 溶液，出现沉淀后则予以废弃。

以往都以 1×Tris－硼酸作为使用液（即以 1:5 稀释浓储存液）进行琼脂糖凝胶电泳，但 0.5× 的使用液已具备足够的缓冲容量。目前，几乎所有的琼脂糖凝胶电泳都以 1:10 稀释的储存液作为使用液。

聚丙烯酰胺凝胶垂直槽的缓冲液槽较小，故通过缓冲液的电流量通常较大，需要使用 1×Tris－硼酸缓冲液以提供足够的缓冲容量。

b. 碱性电泳缓冲液应现用现配。

c. Tris－甘氨酸缓冲液用于 SDS－聚丙烯酰胺凝胶电泳。

附表 1.5　10×3-吗啉丙磺酸缓冲液成分

成分	用量	配制
3-吗啉丙磺酸	41.8 g	焦碳酸二乙酯（diethyl pyrocarbonate, DEPC）加入 700 mL 水中溶解，最后定容至 1 L
1 mol/L 乙酸钠	20 mL	
0.5 mol/L EDTA（pH 8.0）	20 mL	

注：1 mol/L 乙酸钠和 0.5 mol/L EDTA 配制需要用 DEPC 处理过的灭菌水。

附表 1.6　10×电转缓冲液（无甲醇）成分

成分	用量/g	配制
Tris	30.25	去离子水定容至 1 L，pH 8.3
甘氨酸	144.00	

附表 1.7　1×电转缓冲液成分

成分	用量/mL	配制
10×电转缓冲液	100	去离子水定容至 1 L
甲醇	200	

附表 1.8　6×凝胶加样缓冲液成分

缓冲液类型	6×凝胶加样缓冲液	贮存温度
Ⅰ	0.25% 溴酚蓝 0.25% 二甲苯青 FF 40% 蔗糖水溶液	4 ℃
Ⅱ	0.25% 溴酚蓝 0.25% 二甲苯青 FF 15% 聚蔗糖 400（Ficoll 400）溶液	室温
Ⅲ	0.25% 溴酚蓝 0.25% 二甲苯青 FF 30% 甘油水溶液	4 ℃
Ⅳ	0.25% 溴酚蓝 40% 蔗糖水溶液	4 ℃

附表1.9 2×SDS凝胶加样缓冲液成分

成分	浓度
Tis-HCl（pH 6.8）	100 mmol/L
二硫苏糖醇	200 mmol/L
SDS（电泳级）	4%
溴酚蓝	0.2%
甘油	20%

不含二硫苏糖醇（dithiothreitol，DTT）的 2×SDS 凝收加样缓冲液可保存于室温，在临用前取 1 mol/L DTT 储存液现加于其中。DTT 和含 DTT 的溶液不能高压处理，应过滤除菌，保存于 -20 ℃。

附表1.10 碱性加样缓冲液（4 ℃）

成分	浓度
NaOH	300 mmol/L
EDTA	6 mmol/L
聚蔗糖400	18.00%
溴甲酚绿	0.15%
二甲苯青FF	0.25%

使用以上凝胶加样缓冲液的目的包括：①增大样品密度；②确保 DNA 均匀进入样品孔内；③使样品呈现颜色，从而使加样操作更为便利，含有在电场中能以可预知的速率向阳极泳动的染料。溴酚蓝在琼脂糖中移动的速率约为二甲苯青 FF 的 2.2 倍，而与琼脂糖浓度无关。以 0.5×Tris-硼酸缓冲液作电泳液时，溴酚蓝在琼脂糖中的泳动率约与长 300 bp 的双链线状 DNA 相同，而二甲苯青 FF 的泳动率则与长 4 kb 的双链线状 DNA 相同。在琼脂糖浓度为 0.5%～1.4% 的范围内，这些对应关系受凝胶浓度变化的影响并不显著。

附表1.11 琼脂糖凝胶浓度与线性 DNA 分辨范围

凝胶浓度/%	线性 DNA 长度/bp
0.5	1 000～30 000
0.7	800～12 000
1.0	500～10 000

续附表 1.11

凝胶浓度/%	线性 DNA 长度/bp
1.2	400 ~ 7 000
1.5	200 ~ 3 000
2.0	50 ~ 2 000

附表 1.12　染料储存液配制方法

染料储存液	配制
1% 溴酚蓝	1 g 水溶性钠型溴酚蓝溶于 100 mL 水中，搅拌混匀至溶解
1% 二甲苯青 FF	溶解 1 g 二甲苯青 FF 于足量水中，定容至 100 mL
10 g/L 溴化乙锭	小心称取 1 g 溴化乙锭，转移到广口瓶中，加 100 mL 水，用磁力搅拌器搅拌直到完全溶解。用铝管包裹装液管，于 4 ℃下贮存

附表 1.13　染料在变性聚丙烯酰胺凝胶中的迁移速率参数

凝胶浓度/%	溴酚蓝/bp	二甲苯青 FF/bp
5.0	35	140
6.0	26	106
8.0	19	75
10.0	12	55
20.0	8	28

附表 1.14　染料在非变性聚丙烯酰胺凝胶中的迁移速率参数

凝胶浓度/%	溴酚蓝/bp	二甲苯青 FF/bp
3.5	100	460
5.0	65	260
8.0	45	160
12.0	20	70
15.0	15	50
20.0	12	45

附表1.15 考马斯亮蓝溶液成分

成分	用量	配制
考马斯亮蓝 G-25	100 mg	向考马斯亮蓝 G-25 中先加乙醇，溶解后方可加入磷酸，定容至1 L，沉淀 >12 h，一号滤纸过滤，避光，室温保存，1个月内使用
95% 乙醇	50 mL	
85% 磷酸	100 mL	

附表1.16 凝胶染色液、脱色液成分

凝胶染色液、脱色液	成分	用量	配制
凝胶染色液	考马斯亮蓝 R-250	0.5 g	溶解后加入 900 mL ddH_2O, 200 mL 冰醋酸
	甲醇	900 mL	
凝胶脱色液	甲醇：ddH_2O：冰醋酸	10：27：3	

4. 其他常用缓冲液

其他常用缓冲液的配制见附表1.17至附表1.26。

附表1.17 10×标准DNA连接酶缓冲液成分

成分及终浓度	配制10 mL溶液各成分的用量
0.5 mol/L Tris-HCl	5 mL 1 mol/L 储存液
100 mmol/L $MgCl_2$	1 mL 1 mol/L 储存液
100 mmol/L DTT	1 mL 1 mol/L 储存液
2 mmol/L ATP	200 μL 100 mmol/L 储存液
5 mmol/L 盐酸亚精胺（可选）	50 μL 1 mol/L 储存液
0.5 mg/mL BSA（组分 V）（可选）	0.5 mL 10 mg/mL 储存液
水	2.25 mL

注：将配制好的缓冲液分装成小份，贮存于 -20 ℃下。

附表1.18 10 mmol/L dNTP混合液成分

成分及终浓度	配制20 μL溶液各成分的用量
10 mmol/L dATP	2 μL 100 mmol/L dATP 储存液
10 mmol/L dCTP	2 μL 100 mmol/L dCTP 储存液
10 mmol/L dGTP	2 μL 100 mmol/L dGTP 储存液
10 mmol/L dTTP	2 μL 100 mmol/L dTTP 储存液
水	12 μL

注：dATP, deoxyadenosine triphosphate, 脱氧腺苷三磷酸；dCTP, deoxycytidine triphosphate, 脱氧胞苷三磷酸；dGTP, deoxyguanosine triphosphate, 脱氧鸟苷三磷酸；dTTP, deoxythymidine triphosphate, 脱氧胸苷三磷酸。

附表1.19　DNA储存液（Tris-EDTA buffer，TB溶液）成分

成分及终浓度	配制100 mL溶液各成分的用量
10 mmol/L Tris-HCl	1 mL 1 mol/L Tris-HCl（pH 7.4～8.0，25 ℃）
1 mmol/L EDTA	200 μL 0.5 mol/L EDTA（pH 8.0）
水	98.8 mL

注：TB溶液可用于悬浮和储存DNA。

附表1.20　1×PBS成分

成分	用量	配制
ddH_2O	800 mL	在800 mL ddH_2O中加入8.0 g NaCl、0.20 g KCl、1.44 g $Na_2HPO_4 \cdot 2H_2O$、0.24 g KH_2PO_4、1.37 g Na_2HPO_4，溶解后再加入HCl或NaOH调pH至7.4，加入ddH_2O定容至1 L，121 ℃高压蒸汽灭菌20 min，于室温下保存
NaCl	8.00 g	
KCl	0.20 g	
$Na_2HPO_4 \cdot 2H_2O$	1.44 g	
KH_2PO_4	0.24 g	
Na_2HPO_4	1.37 g	

附表1.21　1×TBS（Tris盐缓冲液）成分

成分	用量/g	配制
NaCl	8.000	先用800 mL蒸馏水溶解，再用HCl调pH至7.4，用蒸馏水定容至1 000 mL，分装后，121 ℃高压蒸汽灭菌20 min，于室温下保存，有效期1个月
KCl	0.200	
Tris	3.000	
酚	0.015	

此外，还有以下2种缓冲液。

1×TBST：含0.1%或0.05%吐温-20的1×TBS。

封闭缓冲液：含5.0%脱脂奶粉的1×TBST，可加入0.5%的叠氮化钠防腐（但会影响化学发光）。

附表1.22 组织裂解液成分

成分	浓度	条件
Tris-HCl	50 mmol/L	
NP-40	1.00%	
脱氧胆酸钠	0.25%	
NaCl	150 mmol/L	pH 7.4
EDTA	1 mmol/L	
抑蛋白酶多肽	1 mg/L	
Na_3VO_4	1 mmol/L	
PMSF（用前加）	1 mmol/L	

附表1.23 2×4-羟乙基哌嗪乙磺酸缓冲盐溶液成分

成分	用量/g	配制
NaCl	1.600	先用90 mL的蒸馏水溶解，再用0.5 mol/L NaOH调节pH至7.05，蒸馏水定容至100 mL，用0.22 μm滤器过滤除菌，分装成5 mL小份，贮存于-20 ℃下
KCl	0.074	
$Na_2HPO_4 \cdot 2H_2O$	0.027	
4-羟乙基哌嗪乙磺酸	1.000	
葡聚糖	0.200	

附表1.24 2×N,N-双（2-羟乙基）-2-氨基乙磺酸缓冲盐溶液成分

成分	用量/g	配制
NaCl	1.600	先用90 mL的蒸馏水溶解，再用HCl调节pH至6.96，蒸馏水定容至100 mL，用0.22 μm滤器过滤除菌，分装成小份，贮存于-20 ℃下
BES	1.070	
$Na_2HPO_4 \cdot 2H_2O$	0.027	

附表1.25 20×柠檬酸钠盐缓冲盐溶液成分

成分	用量/g	配制
NaCl	175.3	先用800 mL水溶解，加入数滴10 mol/L NaOH溶液调节pH至7.0，加水定容至1 000 mL，分装后高压灭菌
柠檬酸钠	88.2	

附表1.26 20×盐水磷酸EDTA储备溶液缓冲盐溶液成分

成分	用量/g	配制
NaCl	17.5	先用800 mL水溶解,再用NaOH溶液调节pH至7.4(约需6.5 mL 10 mL/L NaOH),加水定容至1 000 mL,分装后高压灭菌
$Na_2HPO_4 \cdot 2H_2O$	27.6	
EDTA	7.4	

5. SDS-PAGE凝胶的配制

SDS-PAGE凝胶的配制见附表1.27和附表1.28。

附表1.27 配制SDS-PAGE分离胶所用溶液(以1 mm凝胶为例,总体积5mL)

各组分名称	不同浓度的凝胶所对应的组分取样量/mL				
	6%	8%	10%	12%	15%
H_2O	2.6	2.3	1.9	1.6	1.1
30%丙烯酰胺	1.0	1.3	1.7	2.0	2.5
1.5 mol/L Tris-HCl(pH 8.8)	1.3	1.3	1.3	1.3	1.3
10% SDS	0.05	0.05	0.05	0.05	0.05
10%过硫酸铵	0.05	0.05	0.05	0.05	0.05
TEMED	0.004	0.003	0.002	0.002	0.002

附表1.28 配制SDS-PAGE浓缩胶所用溶液(以1 mm凝胶为例,总体积1 mL)

各组分名称	不同体积的凝胶所对应的各种组分的取样量/mL						
	1	2	3	4	5	6	8	10
H_2O	0.68	1.4	2.1	2.7	3.4	4.1	5.5	6.8
30%丙烯酰胺	0.17	0.33	0.5	0.67	0.83	1.0	1.3	1.7
1.0 mol/L Tris-HCl(pH 6.8)	0.13	0.25	0.38	0.5	0.63	0.75	1.0	1.25
10% SDS	0.01	0.02	0.03	0.04	0.05	0.06	0.08	0.1
10%过硫酸铵	0.01	0.02	0.03	0.04	0.05	0.06	0.08	0.1
TEMED	0.001	0.002	0.003	0.004	0.005	0.006	0.008	0.01

附录二　常用储存液的配制

附表 2.1　常用储存液的配制

溶液	配制方法	说明
30%丙烯酰胺溶液	将 29 g 丙烯酰胺和 1 g N，N′-甲叉双丙烯酰胺溶于总体积为 60 mL 的水中，加热至 37 ℃溶解，补加水至终体积为 100 mL。用 0.45 μm 孔径滤头或过滤器过滤除菌，查证该溶液的 pH（应不大于 7.0），置棕色瓶中保存于室温	丙烯酰胺具有很强的神经毒性并可以通过皮肤吸收，其作用具累积性。称量丙烯酰胺和 N，N′-甲叉双丙烯酰胺时应戴手套和面具。丙烯酰胺与 N，N′-甲叉双丙烯酰胺混合后可聚合形成聚丙烯酰胺。聚丙烯酰胺无毒，但也应谨慎操作。 一些价格较低的丙烯酰胺和 N，N′-甲叉双丙烯酰胺通常含有一些金属离子，在丙烯酰胺储存液中加入大约 0.2 倍体积的单床混合树脂（MB-1 Mallinckrodt），搅拌过夜，然后用一号滤纸过滤以纯化之。 在贮存期间，丙烯酰胺和 N，N′-甲叉双丙烯酰胺会缓慢转化成丙烯酸和双丙烯酸
放线菌素 D 溶液	把 20 mg 放线菌素 D 溶解于 4 mL 无水乙醇中，1∶10 稀释储存液，用无水乙醇作空白对照，读取 OD_{440} 值。放线菌素 D（相对分子质量为 1 255）纯品在水溶液中的摩尔消光系数为 21 900，故而 1 g/L 的放线菌素 D 在 440 nm 处的吸光度为 0.182。放线菌素 D 的储存液应放在包有箔片的试管中，保存于 -20 ℃	放线菌素 D 是致畸剂和致癌剂，配制该溶液时必须戴手套并在通风橱内操作，不能在开放实验桌面上进行，谨防吸入药粉或让眼睛或皮肤接触药粉。药厂提供的治疗用途的放线菌素 D 溶液制品常含有糖或盐等添加剂。只要通过测量放线菌素 D 储存液在 440 nm 波长处的吸光度，便可确定放线菌素 D 的浓度，这类制品可用于抑制自身引导作用

续附表2.1

溶液	配制方法	说明
20.1 mol/L ATP 溶液	在0.8 mL水中溶解60 mg ATP，用 0.1 mol/L NaOH 调 pH 至 7.0，用蒸馏水定容至1 mL，分装成小份保存于 -70 ℃	—
10 mol/L 乙酸铵溶液	把770 g乙酸铵溶解于800 mL水中，加水定容至1 000 mL后过滤除菌	—
10% 过硫酸铵溶液	把1 g过硫酸铵溶解于水，使终体积为10 mL，该溶液可在4 ℃下保存数周	—
5-溴-4-氯-3-吲哚磷酸二钠盐溶液	把0.5 g的5-溴-4-氯-3-吲哚磷酸二钠盐溶解于10 mL 100%的二甲基甲酰胺中，保存于4 ℃	—
1 mol/L $CaCl_2$ 溶液	在200 mL蒸馏水中溶解54 g $CaCl_2 \cdot 6H_2O$，用 0.22 μm 滤器过滤除菌，分装成10 mL小份贮存于 -20 ℃	制备感受态细胞时，取出一小份解冻并用蒸馏水稀释至100 mL，用 0.45 μm 孔径滤头或过滤器过滤除菌，然后骤冷至0 ℃
2 mol/L $CaCl_2$ 溶液	在20 mL蒸馏水中溶解13.5 g $CaCl_2 \cdot 6H_2O$，用0.22 μm滤器过滤除菌，分装成1 mL小份贮存于 -20 ℃	
1 mol/L 二硫苏糖醇溶液	用20 mL 0.01 mol/L乙酸钠溶液（pH 5.2）溶解3.09 g二硫苏糖醇，过滤除菌后分装成1 mL小份贮存于 -20 ℃	DTT或含有DTT的溶液不能进行高压处理
0.5 mol/L EDTA (pH 8.0) 溶液	在800 mL水中加入186.1 g二水乙二胺四乙酸二钠（EDTA-$Na_2 \cdot 2H_2O$），在磁力搅拌器上剧烈搅拌，用NaOH调节溶液的pH至8.0（约需20 g NaOH），然后定容至1 000 mL，分装后高压灭菌备用	EDTA-$Na_2 \cdot 2H_2O$ 须加入 NaOH，将溶液的pH调至接近8.0才能完全溶解

续附表 2.1

溶液	配制方法	说明
10 g/L 溴化乙锭溶液	在 100 mL 水中加入 1 g 溴化乙锭，磁力搅拌数小时以确保其完全溶解，然后用铝箔包裹容器或转移至棕色瓶中，保存于室温	溴化乙锭是强诱变剂并有中度毒性，使用含有这种染料的溶液时务必戴上手套，称量染料时要戴面罩
IPTG 溶液	在 8 mL 蒸馏水中溶解 2 g IPTG 后，用蒸馏水定容至 10 mL，用 0.22 μm 滤器过滤除菌，分装成每份 1 mL 贮存于 -20 ℃	—
1 mol/L 乙酸镁溶液	在 800 mL 水中溶解 214.46 g 四水乙酸镁，用水定容至 1 000 mL，过滤除菌	—
1 mol/L $MgCl_2$ 溶液	在 800 mL 水中溶解 203.4 g $MgCl_2·6H_2O$，用水定容至 1 000 mL，分装成小份并高压灭菌备用	$MgCl_2$ 极易潮解，应选购小瓶（如 100 g）试剂，启用新瓶后勿长期存放
β-巯基乙醇溶液	一般得到的是 14.4 mol/L 溶液，应装在棕色瓶中保存于 4 ℃	β-巯基乙醇或含有 β-巯基乙醇的溶液不能高压处理
硝基四氮唑蓝溶液	把 0.5 g 硝基四氮唑蓝溶解于 10 mL 70% 的二甲基甲酰胺中，保存于 4 ℃	—
酚 氯仿溶液	把酚和氯仿等体积混合后，用 0.1 mol/L Tris-HCl（pH 7.6）抽提几次以平衡这一混合物，置于棕色玻璃瓶中，上面覆盖等体积的 0.01 mol/L Tris-HCl（pH 7.6）液层，保存于 4 ℃	酚腐蚀性很强，并可引起严重灼伤，操作时应戴手套及防护镜，穿防护服。所有操作均应在化学通风橱中进行。与酚接触过的部位、皮肤应用大量的水清洗，并用肥皂洗涤，忌用乙醇

续附表2.1

溶液	配制方法	说明
10 mmol/L PMSF	用异丙醇溶解 PMSF 成1.74 g/L（10 mmol/L），分装成小份，贮存于 -20 ℃。若有必要可配成质量浓度高达17.4 g/L的储存液（100 mmol/L）	PMSF 严重损害呼吸道黏膜、眼睛及皮肤，吸入、吞进或通过皮肤吸收后有致命危险。一旦眼睛或皮肤接触了 PMSF，应立即用大量水冲洗。凡被 PMSF 污染的衣物应予丢弃。PMSF 在水溶液中不稳定，应将储存液现用现加于裂解缓冲液中。PMSF 在水溶液中的活性丧失速率随 pH 的升高而加快，且25 ℃ 的失活速率高于4 ℃。pH 为8.0 时，20 μmol/L PMSF 水溶液的半衰期大约为 85 min，这表明将 PMSF 溶液调节为碱性（pH>8.6）并在室温放置数小时后，可安全地丢弃
X-gal 溶液	X-gal 为5-溴-4-氯-3-吲哚-β-D-半乳糖苷。用二甲基酰胺溶解 X-gal 配制成的20 g/L的储存液，保存于玻璃管或聚丙烯管中，装有 X-gal 溶液的试管须用铝箔包裹以防其因受光照而被破坏，并应贮存于 -20 ℃。X-gal 溶液无须过滤除菌	—
1 mol/L 乙酸钾（pH 7.5）溶液	将 9.82 g 乙酸钾溶解于90 mL 纯水中，用 2 mol/L 乙酸调节 pH 至 7.5 后加入纯水定容到 1 000 mL，保存于 -20 ℃	—
乙酸钾溶液（用于碱裂解）	在 60 mL 5 mol/L 乙酸钾溶液中加入 11.5 mL 冰乙酸和 28.5 mL水，即形成钾离子浓度为3 mol/L、乙酸根浓度为 5 mol/L的溶液	—

续附表 2.1

溶液	配制方法	说明
3 mol/L 乙酸钠（pH 5.2 和 pH 7.0）溶液	在 80 mL 水中溶解 408.1 g 三水乙酸钠，用冰乙酸调节 pH 至 5.2 或用稀乙酸调节 pH 至 7.0，加水定容到 1 000 mL，分装后高压灭菌	—
5 mol/L NaCl 溶液	在 800 mL 水中溶解 292.2 g NaCl，加水定容至 1 000 mL，分装后 121 ℃高压蒸汽灭菌 30 min	—
10% SDS 溶液	在 900 mL 水中溶解 100 g 电泳级 SDS，加热至 68 ℃助溶，加入几滴浓盐酸调节溶液的 pH 至 7.2，加水定容至 1 000 mL，分装备用	SDS 的微细晶粒易扩散，因此称量时要戴面罩，称量完毕后要清除残留在称量工作区和天平上的 SDS。10% SDS 溶液无须灭菌
100% 三氯乙酸溶液	在装有 500 g 三氯乙酸的瓶中加入 227 mL 水，形成的溶液含有 100%三氯乙酸	—
DEPC 处理水	加 100 μL DEPC 于 100 mL 水中，使 DEPC 的体积分数为 0.1%。在 37 ℃下温浴至少 12 h，然后在 15 psi 条件下高压灭菌 20 min，以使残余的 DEPC 失活。DEPC 会与胺反应，不可用 DEPC 处理 Tris 缓冲液	—

附录三　细菌培养基、抗生素的配制

1. 常用培养基

（1）LB 培养基。各组分按附表 3.1 配制，若有需要，用 1 mol/L NaOH 调整 pH 至 7.0，再用水补足至 1 L。注意：琼脂平板需添加 12 g/L 琼脂粉，上层琼脂平板需添加 7 g/L 琼脂粉。（附表 3.1）

附表 3.1　LB 培养基成分

成分	用量/g
蛋白胨	10
酵母提取物	5
氯化钠	10

（2）SOB（Super Optimal Broth）培养基。各组分按附表 3.2 配制，用水补足体积至 1 L。分成 100 mL 的小份，高压灭菌。培养基冷却到室温后，再在每 100 mL 的小份中加 1 mL 灭过菌的 1 mol/L 氯化镁溶液。（附表 3.2）

附表 3.2　SOB 培养基成分

成分	用量
蛋白胨	20.0 g
酵母提取物	5.0 g
氯化钠	0.5 g
1 mol/L 氯化钾	2.5 mL

（3）SOC（Super Optimal Broth with Catabolite Repression）培养基。SOC 培养基的成分、配制方法同 SOB 培养基，只是在培养基冷却到室温后，除在每 100 mL 的小份中加 1 mL 灭过菌的 1 mol/L 氯化镁溶液外，还要加 2 mL 已灭菌的 1 mol/L 葡萄糖溶液（18 g 葡萄糖溶于足够的水中，再用水补足至 100 mL，用 0.22 μm 的滤膜过滤除菌）。

(4) TB (Terrific Broth) 培养基。各组分按附表3.3配制,高压灭菌,冷却至60 ℃,再加 2.31 g KH_2PO_4 和 12.54 g K_2HPO_4,搅拌溶解,最终定容至 100 mL。高压灭菌或用 0.22 μm 的滤膜过滤除菌。(附表3.3)

附表3.3 TB 培养基成分

成分	用量
蛋白胨	12 g
酵母提取物	24 g
甘油	4 mL

(5) 2×YT (Yeast Extract Tryptone) 培养基。各组分按附表3.4配制,若有需要,用 1 mol/L NaOH 调整 pH 至 7.0,再用水补足至 1 L。(琼脂平板须添加 12 g/L 琼脂粉,上层琼脂平板须添加 7 g/L 琼脂粉。)(附表3.4)

附表3.4 2×YT 培养基成分

成分	用量/g
蛋白胨	16
酵母提取物	10
氯化钠	4

(6) YPD (Yeast Extract Peptone Dextrose) 培养基:各组分按附表3.5配制,用水补足体积至 1 L,高压灭菌。建议在高压灭菌之前,对色氨酸营养缺陷型培养基每升添加 1.6 g 色氨酸,因为 YPD 培养基是色氨酸限制型培养基。为了配制平板,需要在高压灭菌前加入 20 g 琼脂粉。(附表3.5)

附表3.5 2×YPD 培养基成分

成分	用量/g
蛋白胨	20
酵母提取物	10
葡萄糖	20

2. 常用抗生素溶液

常用抗生素溶液的配制见附表3.6。

附表3.6 常用抗生素溶液的配制

抗生素	储存液[a]		工作液浓度			
	质量浓度/ (g·L^{-1})	保存条件/ ℃	严紧型质粒		松弛型质粒	
			质量浓度/ (g·L^{-1})	体积分数/ (mL·L^{-1})	质量浓度/ (g·L^{-1})	体积分数/ (mL·L^{-1})
氨苄西林	50（溶于水）	-20	20	0.4	60	1.2
羧苄西林	50（溶于水）	-20	20	0.4	60	1.2
氯霉素	34（溶于乙醇）	-20	25	0.7	170	5.0
卡那霉素	10（溶于水）	-20	10	1.0	50	5.0
链霉素	10（溶于水）	-20	10	1.0	50	5.0
四环素[b]	5（溶于水）	-20	10	2.0	50	10.0

注：a. 以水为溶剂的抗生素储存液通过0.22 μm滤器过滤除菌；以乙醇为溶剂的抗生素溶液无须除菌处理。所有抗生素溶液均应放于不透光的容器中保存。

b. 镁离子是四环素的拮抗剂，四环素抗性菌的筛选应使用不含镁盐的培养基（如LB培养基）。

附录四　常见载体图谱

1. GST 融合表达载体

pGEX 载体是谷胱甘肽硫转移酶（GST）基因融合表达的系统，其通过将基因或基因片段插入 pGEX 载体的某个多克隆位点，可构建出 GST 标签蛋白。GST 融合表达载体在大肠埃希菌中的表达产生了标签蛋白，GST 部分在氨基端，目的蛋白在羧基端，便于目的蛋白的分离纯化。pGEX 载体提供了 3 种翻译读码框，从 *Eco*R Ⅰ限制性酶切位点开始。目前有 13 种 pGEX 载体供实验者选择；所有载体都有 tac 启动子，用于高水平的化学诱导表达，以及内部的 *lacI q* 基因，在多数基因工程大肠埃希菌宿主中使用。（附图 4.1）

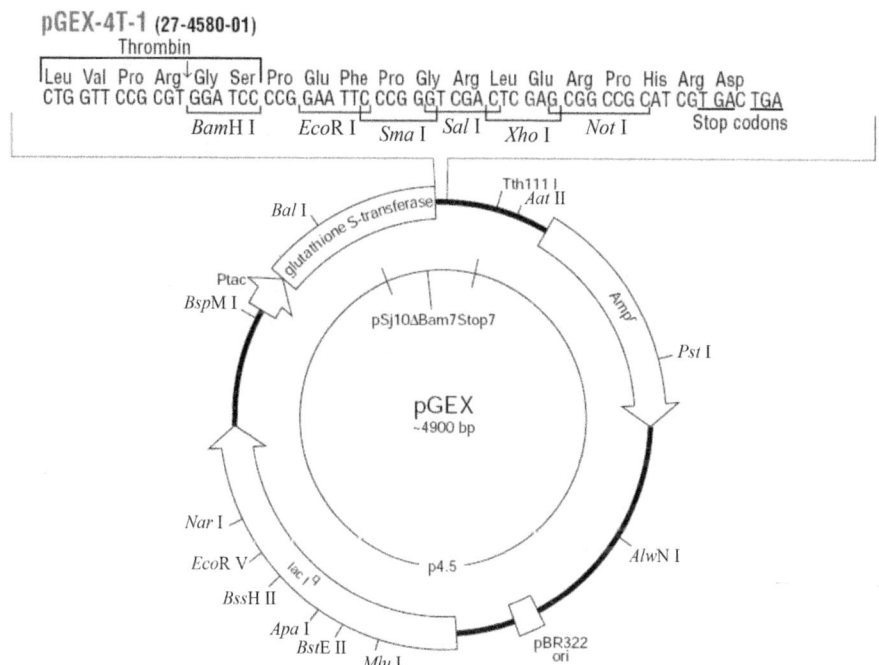

附图 4.1　pGEX-4T-1 质粒图谱

资料来源：Biovector NTCC Inc. pGEX-4T-1 质粒图谱［Z/OL］.（2014-12-10）［2024-08-22］. http://www.biovector.net/product/927.html.

2. His 标签融合表达载体

pET-28a-c（+）是常用的携带有 His 标签的原核表达载体，其带有一个 N 端的 His/Thrombin/T7 蛋白标签，同时含有一个可以选择的 C 端 His 标签。pET-28a 载体提供了 10 个单一的多克隆位点，便于目的蛋白的插入。N 端含有 Thrombin 蛋白酶切位点；pET-28a，pET-28b，pET-28c 的差异仅仅存在于多克隆位点处。其推荐表达宿主是大肠埃希菌 BL21（DE3）。注意：载体序列是以 pBR322 质粒的编码规则进行编码的，因此 T7 蛋白表达区在质粒图谱上面是反向的。（附图 4.2）

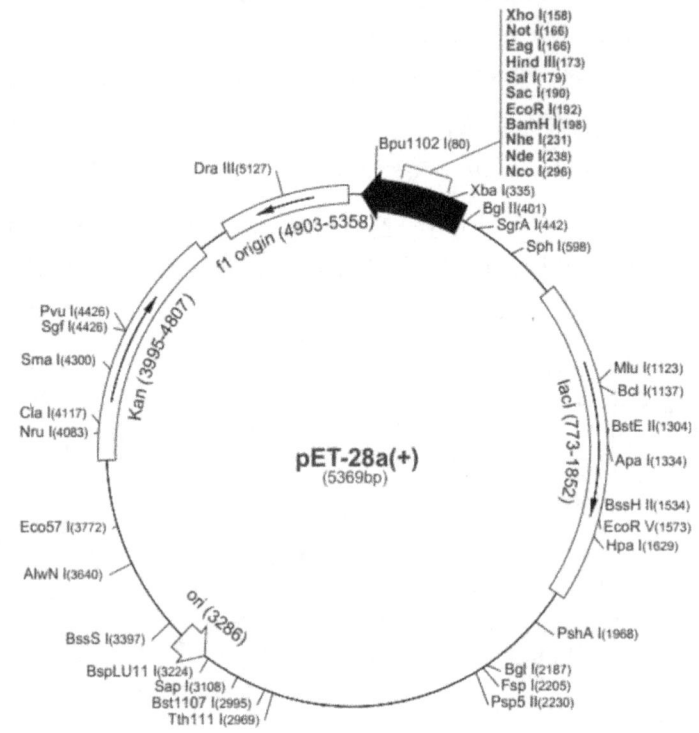

附图 4.2　pET-28a（+）质粒图谱

资料来源：Biovector NTCC Inc. pET-28a（+）[Z/OL].（2015 - 04 - 08）[2024 - 08 - 22]. http://www.biovector.net/product/99951.html.

3. 真核表达载体

（1）pcDNA3.1/His A，B，C 载体是用于哺乳动物宿主中表达重组蛋白的常用载体。该载体提供 3 个阅读框架以满足不同目的基因与多聚组氨酸标签的编码框吻合：人类巨细胞病毒（cytomegalo virus，CMV）早期启动子适用于在几乎所有哺乳动物细胞中的高表达。载体骨架包含了在哺乳动物细胞表达 SV40 T 抗原的一个 SV40 复制原点。可用于在哺乳动物细胞中进行非复制型瞬时表达和高水平的稳定表达。(附图 4.3)

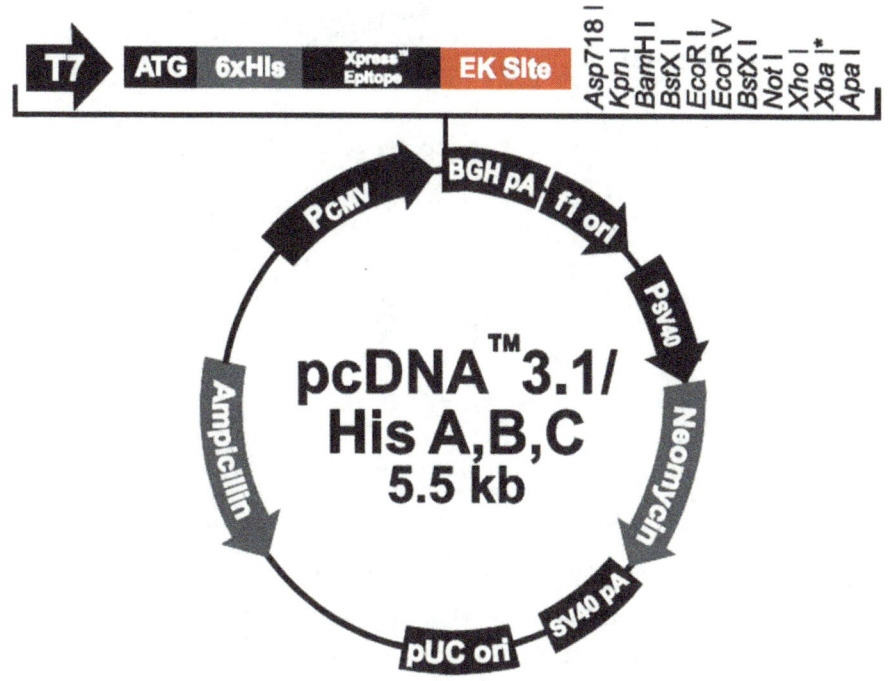

注：*，pcDNA3.1/His A 质粒的 Xba I 酶切位点后面含有一个终止密码子。

附图 4.3　pcDNA 3.1 质粒图谱

资料来源：Biovector NTCC Inc. pcDNA 3.1 质粒图谱［Z/OL］. (2014 - 12 - 03)［2024 - 08 - 22］. http://www.biovector.net/product/546.html.

(2) pEGFP-N3。该质粒编码一个红移变异野生型 GFP，提高了在哺乳动物细胞中高表达的荧光强度和稳定性。其荧光激发最大值为 488 nm；发射最大值为 507 nm。pEGFP-N3 编码的绿色荧光蛋白基因的编码序列包含了超过 190 个的碱基变化对应于人类密码子偏好。EGFP 的序列位于 Kozak 共有翻译起始位点之后，进一步提高其在真核细胞中的翻译效率。在 EGFP 与巨细胞病毒早期启动子之间（pCMV IE）是多克隆位点序列，用于插入目的基因，表达为 N 末端 EGFP 融合蛋白。载体骨架也包含在哺乳动物细胞表达 SV40 T 抗原的一个 SV40 复制原点。pEGFP-N3 可以在目的宿主细胞表达 EGFP，作为细胞内融合蛋白定位及简单的转染的标记，而稳定转化时可以选择使用 G418 进行筛选。注意：插入的基因应包括起始 ATG 密码子，并应

与 EGFP 序列组成正确的编码框。（附图 4.4）

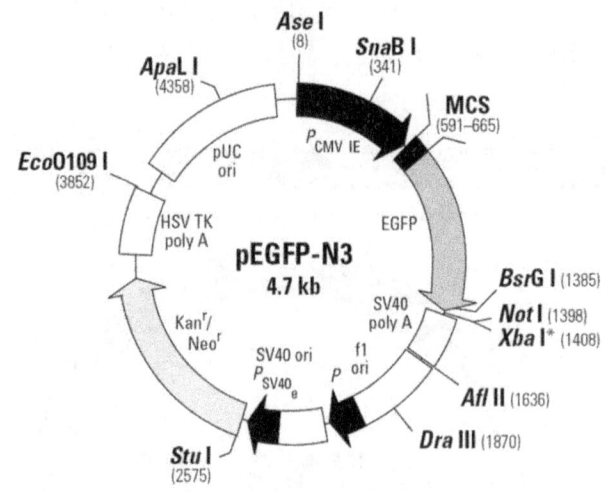

附图 4.4　pEGFP-N3 质粒图谱

资料来源：Biovector NTCC Inc. pEGFP-N3 质粒图谱［Z/OL］.（2014-12-04）[2024-08-22]. http://www.biovector.net.

（3）腺病毒载体。重组腺病毒的基因载体是一个多用途的表达工具。腺病毒能感染范围广泛的细胞类型，并且不依赖于宿主细胞分裂活性，可获得高水平的基因表达。最常用的腺病毒载体是人类腺病毒 5 型，其 $E1$ 和 $E3$ 基因缺失使病毒无法自我复制。病毒粒子的装配可以在 $E1$ 基因的感染性腺病毒包装细胞系产生。

质粒 pAdEasy-1 含有大部分的人腺病毒血清型 5 基因组，删除了基因 $E1$ 和 $E3$。由于这 2 个基因的缺失，该质粒可插入 7.5 kb 的外源 DNA。腺病毒携带氨苄青霉素抗性基因，其在穿梭质粒的作用下可生成有感染能力的重组腺病毒颗粒。腺病毒载体图谱如附图 4.5 所示。

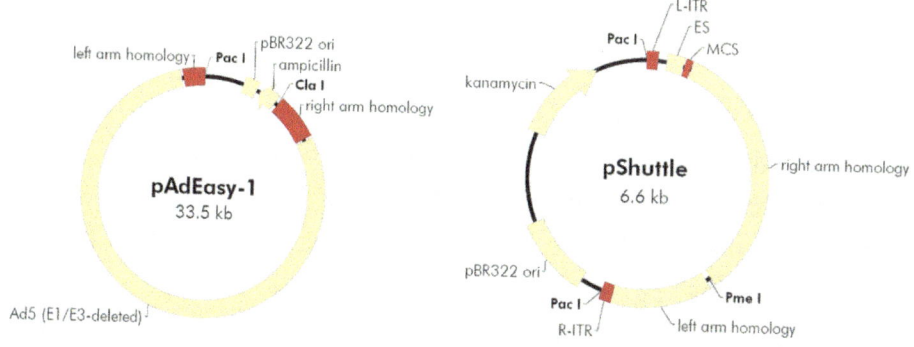

附图4.5　腺病毒载体图谱

资料来源：Biovector NTCC Inc. pAdEasy-1 腺病毒表达载体质粒图谱［Z/OL］.（2014-11-26）［2024-08-22］. http://www.biovector.net/product/209.html；Biovector NTCC Inc. pShuttle 腺病毒表达载体质粒图谱［Z/OL］.（2014-11-26）［2024-08-22］. http://biovector.net/product/223.html.

质粒 pAdEasy-1 工作流程如附图4.6所示。

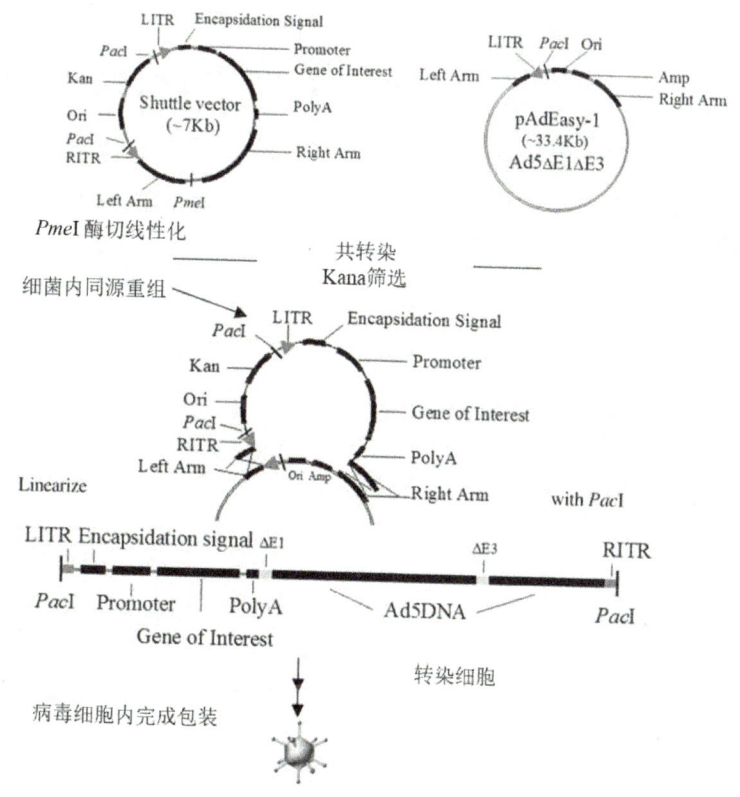

附图4.6　质粒 pAdEasy-1 工作流程

资料来源：XU F, D, AMALFITANO A. Applications of adenoviral vector-mediated gene transfer in cardiovascular research［J］. Methods in molecular biology, 2006, 129: 209-239.

4. RNA 干扰载体

pSilencer^{Tm} 4.1 – CMV neo 载体选择了人类巨细胞病毒（cytomegalovirus, CMV）早期启动子，可支持大多数哺乳类细胞中 siRNA 的表达。它具有抗生素抗性基因（新霉素）标记，可以帮助弥补质粒转染效率低的不足。通常，在某些细胞系中仅有一小部分转染细胞表达 siRNA，由抗生素抗性基因所富集的细胞均可显现出 RNA 干扰的影响，使之更易检测到 siRNA 降低靶基因的表达的作用。（附图 4.7）

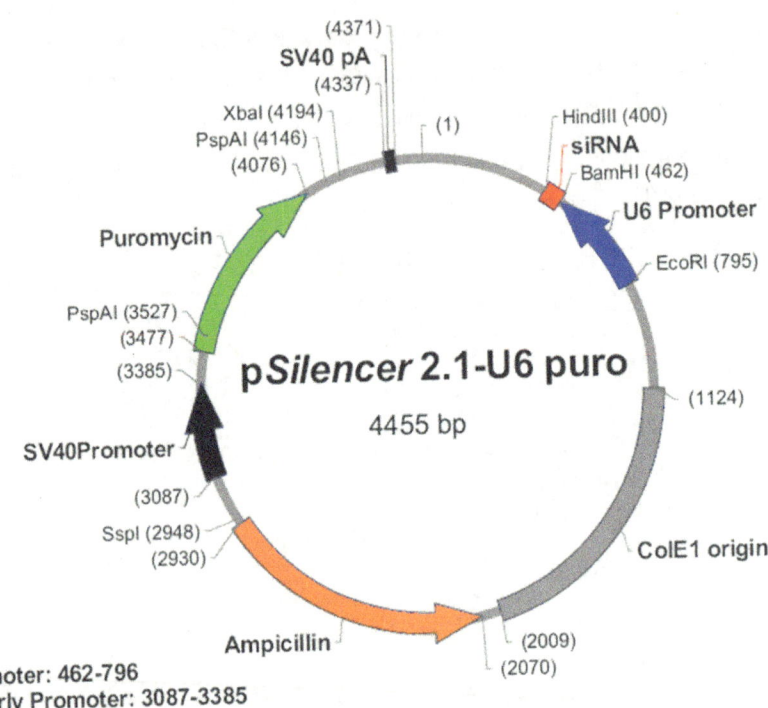

附图 4.7　pSilencer 2.1-U6 Puro 质粒图谱

资料来源：Biovector NTCC Inc. pSilencer 2.1-U6 Puro 质粒图谱［Z/OL］.（2015 – 04 – 08）［2024 – 08 – 22］. http://www.biovector.net/product/99978.html.

5. 酵母表达载体

pPICZ A，B，C 是毕赤酵母蛋白分泌表达载体（附图 4.8）。其表达的重组蛋白是融合蛋白，含有一个 N 端多肽，编码酿酒酵母（*Saccharomyces cerevisiae*）α – 因子分泌信号。载体能够在毕赤酵母中利用甲醇诱导高水平表达目的蛋白,并且可以用在任何毕赤酵母中,包括 X33 菌株、CS115 菌株、SMD1168H 菌株、KM71H 菌株。pPICZ A,B,C 系列载体有如下特点:5'端含有 AOX1 启动子的严格调控,利用甲醇诱导表达任何感兴趣的基因;α-因子分泌信号能够诱导分泌性目的蛋白的表达;Zeocin 抗性基因在大肠埃希菌和毕赤酵母中都能用于筛选;C 端含 Myc 和 His 标签,可以用于检测和纯化重组蛋白。pPICZ A,B,C 3 种读码框可以使将基因克隆入载体而不发生任何移码突变。(附图 4.8)

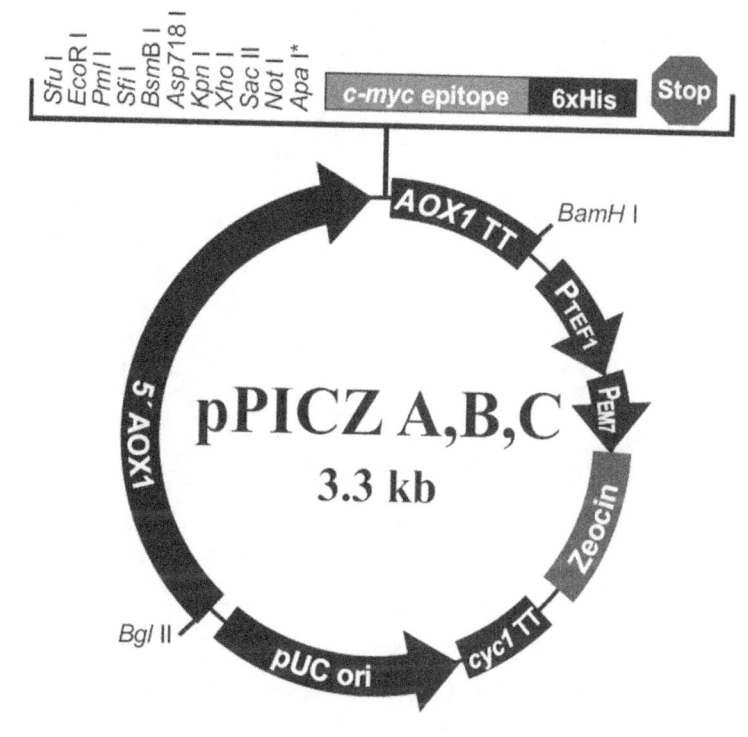

附图 4.8 pPICZ 质粒图谱

资料来源:Biovector NTCC Inc. pPICZ 质粒图谱 [Z/OL]. (2014-12-10)[2024-08-22]. http://www.biovector.net/product/810.html.

6. T 载体

pGEM® -T Easy 载体系统可用于 PCR 产物的克隆。这种载体是通过 EcoR V 酶切 pGEM® -T Easy 载体,并在 3'末端加入胸腺嘧啶构建的。插入位点 3'-T 突出端可提高 PCR 产物的连接效率,为热稳定性聚合酶产生 PCR 产物提供一个匹配碱基。pGEM® -T Easy 载体包含 T7 和 SP6 RNA 聚合酶启动子，其侧翼和多克隆位点区相接，多克隆位点区位于β-半乳糖苷酶的α肽编码区内。α肽插入失活允许在指示培养基（蓝-白斑筛选）直接筛选重组克隆。pGEM®-T Easy 载体的多克隆位点区含有一些限制性酶切位点，采用这些酶进行单酶切即可释放插入片段。此外，pGEM®-T Easy 载体还含有丝状噬菌体 f1 复制起点，可用于制备单链 DNA。（附图4.9）

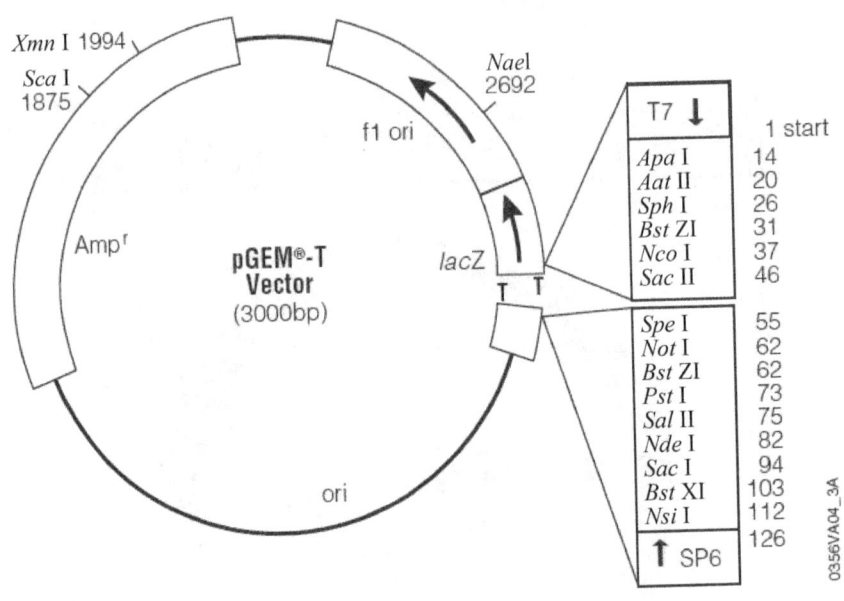

附图4.9　pGEM®-T Easy 载体图谱

资料来源：Biovector NTCC Inc. pGEM-T Easy 质粒图谱［Z/OL］.（2015-01-09）[2024-08-22]. http://www.biovector.net/product/44309.html.